JN058162

呼吸器内科医が解説！

新型コロナウイルス感染症

COVID-19

監修・編集

粟野 暢康
日本赤十字社医療センター 呼吸器内科

出雲 雄大
日本赤十字社医療センター 呼吸器内科 部長

医療科学社

執筆者一覧（五十音順）

栗野 暢康　日本赤十字社医療センター　呼吸器内科

出雲 雄大　日本赤十字社医療センター　呼吸器内科　部長

猪俣　稔　日本赤十字社医療センター　呼吸器内科　副部長

久世 眞之　日本赤十字社医療センター　呼吸器内科

徐　立恒　日本赤十字社医療センター　呼吸器内科

刀祢 麻里　日本赤十字社医療センター　呼吸器内科

橋本 英樹　日立総合病院　救急集中治療科・感染症科　医長

序　文

　2019 年 12 月、中国湖北省武漢市において原因不明の肺炎の発生が確認されました。翌 2020 年 1 月に世界保健機関（WHO）より、新種のコロナウイルスが肺炎患者から検出されたと報告されました。後に coronavirus disease 2019（COVID-19）と命名されたこの新型ウイルス感染症は急激な勢いで世界各地に広がり、1 月 30 日に WHO が緊急事態を宣言し各国に対策を指示しましたが、感染拡大は収まっていない状況です。日本国内では 2020 年 1 月 15 日に最初の感染者が報告されて以降、患者数は増加し続け、2020 年 2 月末現在でも収束の兆しはみられていません。感染者は今後さらに増加する可能性があることに加え、インフルエンザのように毎年流行する可能性も危惧されており、その対策が急務となっています。

　この度、『呼吸器内科医が解説！新型コロナウイルス感染症―COVID-19―』を上梓することとなりました。本書は、2020 年 2 月末時点までに発表された英語論文、WHO からの報告など、情報源がはっきりとした内容のみをまとめた書籍です。各項のはじめにポイントを掲載し、要点を整理しやすいよう工夫を凝らしました。新規の感染症が発生した際はデマやフェイクニュース、エビデンスの確立していない情報が錯綜することが多いですが、本書ではそのような内容を記載せず、あくまで現時点で入手可能な科学的事実のみを記載しました。しかしなが

ら、本書制作時点ではウイルスの発生原因、感染経路、感染力、予防方法など、まだ不明な点も多数存在することも事実です。これらの内容については本書のみならず、最新情報を文献などから入手していただけましたら幸甚です。

　本書はもとより臨床に携わる全ての医師の先生方を対象に作成いたしました。しかし、基本知識から新設のガイドライン、文献に至るまで、2020 年 2 月末現在の COVID-19 に関する最新情報が掲載されており、医師以外の医療者、さらには一般市民の方々におかれても、正確な情報の確認に有用と考えております。本書が読者の皆様の知識の確認、さらには感染対策の一助になりますことを心より望んでおります。

　最後に、本書の迅速な制作、編集に多大なるご尽力をいただきました医療科学社の齋藤聖之氏に深謝いたします。

2020 年 3 月

粟野　暢康

出雲　雄大

※本書の内容はいずれも 2020 年 2 月末時点のものです。適宜、最新情報をご確認ください。

目　　次

1 コロナウイルスとは

POINT

● コロナウイルスは数種類あり、風邪の原因ウイルスとしても知られています。

● コロナウイルスの中には重症呼吸器感染症をきたすものがあり、SARS-CoV、MERS-CoV と呼ばれています。

• コロナウイルスは、生物学的には Nidovirales 目 Coronavitridae 科に属する 1 本鎖 RNA ウイルスに分類されます。さらに α-, β-, γ-, δ- に分類され、α-, β- は哺乳類のみに、γ-, δ- は主に鳥類などへの感染があると知られています[1, 2]（次頁表 1）。ヒトに日常的に感染するコロナウイルス（Human Coronavirus: HCoV）として、HCoV-229E（α-CoV）, HCoV-NL63（α-CoV）, HCoV-HKU1（β-CoV）, HCoV-OC43（β-CoV）の 4 種類が知られており、いわゆる風邪として対応されています。

表1　コロナウイルスの種類とその宿主
　　　（文献2より抜粋。一部改変）

ウイルス	属（genus）	宿主	症状
PRCV/ISC-1	α-CoV	ブタ	中等度呼吸器症状
TGEV/PUR46-MAD			下　痢
PDEV/ZJU-G1-2013			重症な水様性下痢
SeACoV-CH/GD-01			重症な急性嘔吐・下　痢
Canine CoV/TU336/F/2008	α-CoV	イヌ	下　痢
Camel alphacoronavirus isolate camel/Riyadh	α-CoV	ラクダ	無症状
Feline infectious peritonitis virus	α-CoV	ネコ	発熱、血管炎、漿膜炎
Bovine CoV/ENT	β-CoV	ウシ	下　痢
Equine CoV/Obihiro12-1	β-CoV	ウマ	発熱、食思不振、白血球減少
MHV-A59	β-CoV	マウス	肺炎、急性肺障害
Beluga Whale CoV/SW1	γ-CoV	クジラ	肺疾患、肝不全
IBV	γ-CoV	トリ	重症呼吸器疾患
Bulbul coronavirus HKU11	δ-CoV	ヒヨドリ	呼吸器疾患
sparrow coronavirus HKU17	δ-CoV	スズメ	呼吸器疾患

- 21世紀に入り、これまで知られていなかったコロナウイルスの世界的流行がありました。現在では重症呼吸器感染症を生じ得るウイルスとして同定されており、重症急性呼吸器症候群コロナウイルス（SARS-coronavirus: severe acute respiratory syndrome-related coronavirus）および中東呼吸器症候群コロナウイルス（MERS-coronavirus Middle East respiratory syndrome coronavirus）がこれに相当します[3, 4]。これに加えて、2020年1月に湖北省武漢市で報告された重症肺炎の原因である新型コロナウイルスが同定されました[5]。ヒトに感染するコロナウイルスのまとめを表2（次頁）に示します。以下に、SARS-coronavirus による重症呼吸器症候群（SARS: severe acute respiratory syndrome）および MERS-coronavirus による中東呼吸器症候群（MERS: Middle East respiratory syndrome）について概説します。

表2 ヒトに感染するコロナウイルス

	HCoV-229E HCoV-OC43 HCoV-NL63 HCoV-HKU1	SARS-CoV	MERS-CoV	SARS-CoV-2
臨床症状	感冒（風邪）	軽症〜重症呼吸器症状まで		
cellular receptor		ACE2	DPP4	未同定
宿　　主	ヒ　ト	コウモリ	ラクダ	
発 生 年	毎　年	2002-2003	2012-現在	2019-現在
地　　域	世界中	中国広東省	サウジアラビア	中国湖北省
感 染 者	多　数	8096人	2494人	71429人*
死　　者	不　明	774人	858人	1725人*
死 亡 率	不　明	9.5%	34%	未　定

ACE2: angiotensin-converting enzyme 2
DPP4: dipeptidyl peptidase 4
＊文献5より抜粋（2020年2月18日時点）

重症急性呼吸器症候群（SARS）

• 2002 年に中国広東省で発生した非定型性肺炎患者の報告を発端に、32 の国や地域へ拡大し世界的規模の集団発生となりました。2003 年に原因不明の重症呼吸器疾患として SARS と名づけられ、2003 年 7 月 5 日に WHO によって終息宣言が出されました。

• 潜伏期間は 2〜10 日（平均 5 日）とされており、発病第 1 週にインフルエンザのような前駆症状（発熱、悪寒、筋肉痛など）で発症します。SARS に特有の症状はなく、発熱が最も多く報告されています。その後、非定型肺炎へ進行し、咳嗽や呼吸困難がみられます。感染者の約 80% は軽快しますが、急激に呼吸症状が悪化し急性呼吸窮迫症候群（ARDS: acute respiratory distress syndrome）へと進行し死亡する症例も報告されています。

• SARS-CoV の検査法としてはウイルス分離、リアルタイム PCR法、LAMP（Loop-Mediated Isothermal Amplification）法、血清抗体測定が実施可能ですが、病原体診断による SARS の早期診断は一般病院では困難です。治療・予防については現時点では確立されていません[6]。

中東呼吸器症候群（MERS）

- 2012 年、サウジアラビアからの重症肺炎の報告で始まり、その後イギリスで中東渡航歴のある重症肺炎患者から新しいコロナウイルスが分離同定され、MERS-CoV と名づけられました。中東地域に居住または渡航した者、あるいは MERS 患者との接触者を介しての医療施設や家族内での感染が報告されています。また、ヒトコブラクダとの濃厚接触が感染のリスクとされています[7, 8]。厚生労働省からは MERS を疑う要件として下記の項目が挙げられています[9]。

① 38℃以上の発熱及び咳を伴う急性呼吸器症状を呈し、臨床的又は放射線学的に肺炎、ARDS などの実質性肺病変が疑われる者であって、発症前 14 日以内に WHO の公表内容から MERS の初発例の発生が確認されている地域に渡航又は居住していた者。

② 発熱を伴う急性呼吸器症状（軽症の場合を含む）を呈する者であって、発症前 14 日以内に WHO の公表内容から MERS の初発例の発生が確認されている地域において、医療機関を受診若しくは訪問した者、MERS であることが確定した者との接触歴がある者又はヒトコブラクダとの濃厚接触歴がある者。

③ 発熱又は急性呼吸器症状（軽症の場合を含む）を呈する者であって、発症前 14 日以内に、MERS が疑われる患者を診察、看護若しくは介護していた者、MERS が疑われる患者と同居していた者又は MERS が疑われる患者の気道分泌液もしくは体液等の汚染物質に直接触れた者。

・潜伏期間は 2〜14 日とされています。無症状から重篤な患者まで報告されています。主な症状は発熱、咳嗽、呼吸困難であり、その後肺炎や腎不全などを合併し、致死率が 30〜40％と報告されています。治療・予防については現時点では確立されていません[7, 8]。

●参考文献

1）NIID "国立感染症研究所　コロナウイルスとは". https://www.niid.go.jp/niid/ja/kansennohanashi/9303-coronavirus.html（参照 2020-02-29）

2）Chen Y, Liu Q, Guo D et al. Emerging coronaviruses: Genome structure, replication, and pathogenesis. J Med Virol. 2020; 1-6 doi:10.1002/jmv25681

3）Guarner J. Three emerging coronaviruses in two decades. the story of SARS, MERS, and now COVID-19. Am J Clin Pathol 2020 doi: 10.1093/

ajcp/aqaa029.

4) de Wit E, Van Doremalen N, Falzarano D et al. SARS and MERS: recent insights into emerging coronaviruses. Nat Rev Microbiol. 2016; 8:523-534. doi:10.1038/nrmicro.2016.81.

5) Coronavirus disease 2019 (COVID-19) Situation Report-28 (Feb.18) https://www.who.int/docs/default-source/coronaviruse/situation-reports/20200217-sitrep-28-covid-19.pdf?sfvrsn=a19cf2ad_2（参照 2020-02-18)

6) WHO guidelines for the global surveillance of severe acute respiratory syndrome (SARS). https://www.who.int/csr/resources/publications/WHO_CDS_CSR_ARO_2004_1.pdf?ua=1　（参照 2020-02-29)

7) WHO Middle East respiratory syndrome coronavirus (MERS-Cov) https://www.who.int/emergencies/mers-cov/en/（参照 2020-02-29)

8) Centers for disease control and prevention Middle East Respiratory Syndrome (MERS). https://www.cdc.gov/coronavirus/mers/about/symptoms.html（参照 2020-02-29)

9) 厚生労働省　"中東呼吸器症候群 (MERS)" https://www.mhlw.go.jp/bunya/kenkou/kekkaku-kansenshou11/01-12-02.html（参照 2020-02-29)

2 新型コロナウイルスとは

POINT

● ヒトに病原性を有するヒトコロナウイルスの 1 つで、SARS-CoV、MERS-CoV と同じβ-コロナウイルスに属します。

● 遺伝子配列がコウモリ由来の bat-SARS-like coronavirus に近いことから、コウモリが新型コロナウイルスの起源となったウイルスを保持していると推測されています。

● 当初 2019 Novel Coronavirus (2019-nCoV) と呼ばれ、その後 severe acute respiratory syndrome coronavirus-2 (SARS-CoV-2) と命名されました。

・SARS-CoV-2 はプラス鎖一本鎖の RNA をゲノムとして持つウイルスです。SARS-CoV、MERS-CoV と同じβ-コロナウイルスに属し、他のコロナウイルスと同様に肺炎を含めた気道感染を引き起こします[1]。SARS-CoV と同じ細胞受

容体 (angiotensin-converting enzyme 2: ACE2) を介して細胞に吸着することが報告されています[2, 3]。

- 遺伝子解析と系統樹解析の結果、SARS-CoV-2 は SARS-CoV と 75〜80% の相同性、MERS-CoV と 50% の相同性がみられました[1, 2]。さらに、コウモリに感染する bat-SARS-like coronavirus (bat-SL-CoV) のうち、bat-SL-CoVZC45 および bat-SL-CoVZXC21 とは 85〜88% の相同性が認められました[1, 2]。これらの結果より、コウモリが SARS-CoV-2 の元々の宿主である可能性が示唆されています。武漢の生鮮市場で販売されている動物は、SARS-CoV-2 の中間宿主である可能性が考えられています。

- 新型コロナウイルスは報告当初 2019-nCoV と呼ばれていましたが、国際ウイルス分類委員会 (International Committee on Taxonomy of Viruses) が後に、重篤な呼吸器疾患を発症させたことから SARS-CoV の姉妹ウイルスにあたるとして、SARS-CoV-2 と命名しました[4]。SARS-CoV、MERS-CoV、SARS-CoV-2 とその病名の由来を図1に示します。

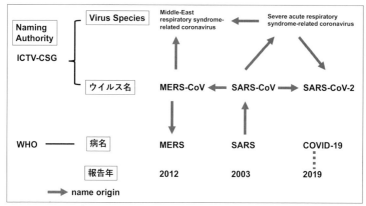

図1　21世紀に出現した3つのコロナウイルスとその病名の起源（文献4より抜粋。一部改変）

ICTV-CSG: the Coronavirus Study Group of the
　　　　　　 International Committee on Taxonomy of
　　　　　　 Viruses
WHO: World Health Organization
COVID-19: Coronavirus disease 2019

●参考文献

1）Zhu N, Zhang D, Wang W, et al. A novel coronavirus from patients with pneumonia in China, 2019. N Engl J Med, 2020. doi: 10.1056/NEJMoa2001017.

2）Lu R, Zhao X, Li J, et al. Genomic characterisation and epidemiology of 2019 novel coronavirus: implications for virus origins and receptor binding. Lancet, 2020. doi: 10.1016/S0140-6736(20)30251-8.

3) Perlman S. Another decade, another coronavirus. N Engl J Med, 2020. doi: 10.1056/NEJMe2001126.

4) International Committee on Taxonomy of Viruses: ICTV. "Severe acute respiratory syndrome-related coronavirus: The species and its viruses – a statement of the Coronavirus Study Group". https://www.biorxiv.org/content/10.1101/2020.02.07.937862v1.full.pdf. doi: https://doi.org/10.1101/2020.02.07.937862.

2

新型コロナウイルスとは

3 疫　学

POINT

- ● COVID-19 は 2019 年 12 月に中国武漢市で最初に発生が報告され、世界各国に広がりました。

- ● 2020 年 1 月 30 日、WHO より「国際的に懸念される公衆衛生上の緊急事態」が宣言されましたが感染は収束せず、2 月末現在で 8 万人を超える感染者が報告されています。

- ● 感染者数、死亡者数などに関する最新情報は複数のウェブサイトから入手可能です。

世界の感染状況

- 2019 年 12 月 8 日、中国湖北省武漢市で原因不明の肺炎患者が報告されました。12 月 31 日、世界保健機関（WHO: World Health Organization）にこの原因不明の肺炎 44 例が報告され[1]、後に SARS-CoV-2 による感染症（coronavirus disease 2019: COVID-19）と命名され

ました。当初は、生鮮市場における動物からヒトへの感染が疑われましたが [2]、後にヒト‐ヒト感染もすることが判明しました。

• 武漢市政府は 2020 年 1 月 23 日に市外に出る公共交通機関の運行を停止し、同市を事実上の封鎖状態としましたが、感染者数の増加は止まりませんでした。1 月 30 日、WHO は COVID-19 肺炎を「国際的に懸念される公衆衛生上の緊急事態」(Public Health Emergency of International Concern: PHEIC) に該当すると宣言し、世界各国で防疫体制が敷かれました。しかし以降も感染拡大に歯止めがかからず、2020 年 2 月末現在までに世界 5 大陸で感染者が確認され、8 万人を超える感染者と 3 千人近い死亡者が全世界で報告されています (図 1) [3]。

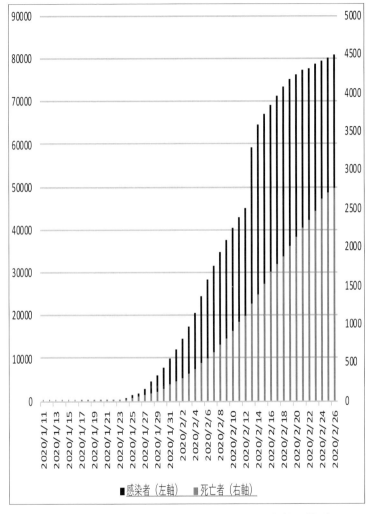

図1　世界の SARS-CoV-2 感染者数、死亡者数の推移
　　　（2020 年 2 月 26 日現在）（文献 3 を参考に作成）

- 2020年2月末時点で発表されている最も大規模な症例報告は、中国において2020年2月11日までにCOVID-19と診断された全症例をChina's Infectious Disease Information Systemから抽出したZunyou Wuらの研究です[4]。合計72314人の患者記録のうち、44672人（61.8%）が確定例、16186人（22.4%）が疑い例、10567人（14.6%；湖北省のみ）が臨床診断例、889人（1.2%）が無症候例でした。一部の地域で発生する小規模な集団感染（クラスター）が1183例報告されました。それぞれのクラスターは2〜4人と少数（88%）であり、その64%は家族内クラスターでした。医療従事者の感染も解析されており、合計1716人（武漢1080人）の医療従事者が感染し、そのうち5人（0.3%）が死亡したと報告されています。全体の死亡者は1023人（致死率2.3%）であり、そのうち81%は60歳以上でした（「10　予後」参照）。この報告によると中国国内での新規感染者数は1月下旬頃が最も多く、2月11日時点ですでに減少傾向にあると示されました。

- しかしながら、最新の感染状況の報告[3, 5]によると韓国やイタリアで集団感染が発生しており、2月末時点でも全世界の新規感染者数の減少傾向は確認されていません。

日本国内の感染状況

- 日本国内では 2020 年 1 月 15 日に最初の感染者（武漢市に滞在歴のある中国人）が確認されました。また、中国での感染拡大を受け、政府は 1 月 29 日から武漢市の現地邦人のうち希望者についてチャーター機による帰国を開始しました。さらに 1 月 31 日、湖北省に 2 週間以内に滞在歴のある外国人等の入国を拒否する方針を発表しました。2 月 1 日、新型コロナウイルス感染症が感染症法（感染症の予防及び感染症の患者に対する医療に関する法律）上の指定感染症に指定され予防と対策が講じられましたが、その後も患者数は増加し続けています。2 月末現在、日本国内で 230 人（うち無症状病原体保有者 22 人）の感染が確認されています（ダイアモンドプリンセス号での感染を除く）。ただしこの時点で、日本国内では SARS-CoV-2 の検査体制が整っておらず、COVID-19 が疑われる場合であっても検査を実施できないケースも多いため、感染状況の結果の解釈には注意が必要と考えられます。

ダイアモンドプリンセス号における感染状況

- 2020 年 2 月 3 日、香港で SARS-CoV-2 感染が確認された患者が乗船したイギリス船籍のクルーズ船：ダイアモンドプリンセス号の船内で複数人の乗客に発熱がみられました。このため、乗客乗員全員が横浜港で検疫を受けた結果、次々と感染が確認されました [6]。2 月 26 日時点で、乗客乗員延べ 4061 人を検査した結果、705 人（うち無症状病原体保有者 392 人）の感染が確認され [7]、うち 4 人が死亡しました。2 月 5 日から 14 日間の健康観察期間が終了した 2 月 19 日以降、乗客の下船が開始されましたが、下船後に発熱し発症した症例も報告されています [8]。

- なお、本件については WHO の各国の発生状況の報告において、日本国内の発生件数とは別個の件数として取り扱われています。

最新情報の確認

- COVID-19 に関する最新情報は複数のウェブサイトから入手可能です。感染者数、死亡者数などに関する情報は下記のサイトが有用です。本書制作時から読者の方々がお読みになるまでの間にも、状況は大きく変化していることが予想

されます。最新情報をご確認ください。

①厚生労働省ホームページ [9]

　　日本国内と世界の感染状況をはじめ、厚生労働省の対応、新型コロナウイルス感染症に関する Q&A、相談窓口の案内などが掲載されています。政府の基本方針の確認も可能です。

② WHO ホームページ [10]

　　COVID-19 の特集ページが作成されており、世界の感染状況（situation reports）をはじめ、感染対策の方法、渡航に関するアドバイス、Q&A、technical guidance などの情報が得られます。

③ Johns Hopkins 大学 CSSE（Center for Systems Science and Engineering）ホームページ [5]

　　世界地図上で国や地域における感染者数、死亡者数、回復者数の最新情報をリアルタイムに確認できます。また、中国全土と他地域における感染者数、回復者数の時間推移をグラフで確認可能です。

●参考文献

1) World Health Organization. Novel coronavirus (2019-nCoV) situation report1. 21 January 2020. https://www.who.int/docs/defaultsource/

3
疫
学

coronaviruse/situation-reports/20200121-sitrep-1-2019ncov.
pdf?sfvrsn=20a99c10_4,（参照 2020-02-29）.

2) Huang C, Wang Y, Li X, et al. Clinical features of patients infected with
2019 novel coronavirus in Wuhan, China. Lancet 395: 497-506, 2020. doi:
10.1016/S01406736(20)30183-5.

3) World Health Organization. Novel coronavirus (2019-nCoV) situation
report37. 26 February 2020. https://www.who.int/docs/default-source/
coronaviruse/situation-reports/20200226-sitrep-37-covid-19.
pdf?sfvrsn=6126c0a4_6,（参照 2020-02-29）.

4) Zunyou Wu, Jennifer M et al. Characteristics of and Important Lessons
From the Coronavirus Disease 2019 (COVID-19) Outbreak in China.
Summary of a Report of 72314 Cases From the Chinese Center for Disease
Control and Prevention JAMA. Published online February 24, 2020.

5) The Center for Systems Science and Engineering (CSSE) at JHU.
Coronavirus COVID-19 Global Cases by Johns Hopkins CSSE. https://
gisanddata.maps.arcgis.com/apps/opsdashboard/index.html#/bda7594740f
d40299423467b48e9ecf6,（参照 2020-02-29）.

6) 国立感染症研究所．"現場からの概況：ダイアモンドプリンセス号における
COVID-19 症例 (2020 年 2 月 19 日掲載)"．https://www.niid.go.jp/niid/ja/
diseases/ka/corona-virus/2019-ncov/2484idsc/9410-covid-dp-01.html,（参照
2020-02-29）.

7) 厚生労働省．"横浜港で検疫中のクルーズ船内で確認された新型コロナウイ
ルス感染症について (2 月 26 日公表分)"．https://www.mhlw.go.jp/stf/
newpage_09783.html,（参照 2020-02-29）.

8) 厚生労働省．"新型コロナウイルス感染症の現在の状況と厚生労働省の対応
について (令和 2 年 2 月 27 日版)"．https://www.mhlw.go.jp/stf/
newpage_09815.html,（参照 2020-02-29）.

9) 厚生労働省．"健康・医療　新型コロナウイルスについて"．https://www.
mhlw.go.jp/stf/seisakunitsuite/bunya/0000164708_00001.html,（参照 2020-
02-29）.

10) World Health Organization. Coronavirus disease (COVID-19) outbreak.
https://www.who.int/,（参照 2020-02-29）.

4 感染経路・感染力

POINT

● SARS-CoV-2 は、中国湖北省武漢市の生鮮市場におけるコウモリからの伝染が最初のヒトへの感染と考えられています。その後、飛沫感染や接触感染によるヒト-ヒト感染が次々と起こり、世界中に感染が広がりました。

● 潜伏期間は 1～12.5 日 (中央値：5～6 日) と考えられています。

● 感染基本再生産数は 3.28 であり、SARS-CoV (0.91) や MERS-CoV (0.95) よりも感染力は高いです。

- SARS-CoV-2 についての 2019 年 12 月の発生当初の報告では、患者集団は中国湖北省武漢市の生鮮市場の関係者で占められており、ヒト－ヒト感染は起こっていないと考えられていました[1]。しかしその後間もなく、中国深圳市で武漢市に渡航歴のある旅行者から渡航歴のない家族への感染

が報告され、ヒト－ヒト感染が起こることが判明しました[2]。武漢を含む中国では感染者と濃厚接触をした家族や医療従事者に次々と感染が広がり、さらに 2020 年 1 月 25 日からの春節の期間に武漢を含む中国から多くの旅行者が飛行機や船などを利用して世界に渡航したことから、世界中に感染が広がりました（図 1）。

- ヒトへの感染経路としては SARS-CoV がコウモリから、MERS-CoV がラクダからと考えられているように[3, 4]、SARS-CoV-2 の感染源も生鮮市場で扱われている動物であると推測されています[5]。コウモリの保有するコロナウイルスと SARS-CoV-2 の塩基配列が非常に類似していることから、コウモリが原因であると考えられています（2 章参照）[6]。

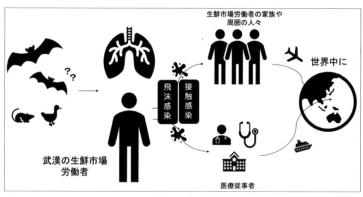

図 1　SARS-CoV-2 の感染の広がり方

・一般的に知られているヒト－ヒト感染の主な経路には空気感染、飛沫感染、接触感染、経口感染があります（次頁表1）[7]。SARS-CoV-2 では他のコロナウイルス（SARS-CoV や MERS-CoV を含む）と同様に、飛沫感染と接触感染が感染経路であると考えられており[8]、感染者と濃厚接触をするような家族、同居者、医療者および乗り物内での長時間の接触者などが主に感染します。潜伏期間は 1～12.5 日 (中央値：5～6 日) であり[8~10]、どこで感染者と接触したか不明である症例が報告されました。日本でも感染経路のつかめない感染者がいることが報道されました。また、胸部 CT で異常所見のない SARS-CoV-2 の無症候性キャリアから、COVID-19 肺炎の家族内感染を起こした報告もされており[11]、無症候性キャリアが感染経路不明の感染の原因になっている可能性が考えられています。

表1　病原体の主な感染経路（文献 7 より一部引用。一部改変）

感染経路	感染の仕方	代表的な病原体
空気感染	感染者が咳やくしゃみをした際に、病原体を含む飛沫の水分が蒸発してできた飛沫核（直径 5 μm 以下）が空気中を漂い、経気道感染を起こす。	結核、麻疹、水痘など
飛沫感染	感染者が咳やくしゃみをした際に、病原体を含む飛沫粒子（直径 5 μm 以上）がまき散らされ、経気道感染を起こす。飛沫の飛び散る範囲は 1 m 以内である。	インフルエンザウイルス、風疹、細菌性肺炎など
接触感染	感染源である人に直接触れたり（直接接触感染）、病原体を含むものを触れたり（間接接触感染）して、感染を起こす。	黄色ブドウ球菌、RS ウイルス、ノロウイルスなど
経口感染（糞口感染）	病原体を含む糞便や吐物などが水や食器、器物などを介して、経口的感染を起こす。	病原性大腸菌、ノロウイルスなど

- SARS-CoV は結膜を介しての感染が指摘されています [12]。SARS-CoV-2 においても、ゴーグルを使用せずに診療にあたっていた医師が結膜炎を起こした数日後に COVID-19 肺炎を発症したという報告もあるため [13]、鼻や口の粘膜だけではなく、結膜を介した接触感染にも注意が必要です。

- SARS-CoV や MERS-CoV ではエアロゾル化による空気感染が指摘されていたことから[14, 15]、SARS-CoV-2 でも同様にエアロゾル化が懸念されています。エアロゾル化とは、飛沫感染を起こす病原体が飛沫核となって空気中に漂うことであり、空気感染を起こすために感染力が高くなります[16]。気管挿管、人工呼吸器装着、気管支鏡検査時にエアロゾル化することが知られており、SARS-CoV や MERS-CoV の医療者への感染が問題となっていたことから[14, 15]、SARS-CoV-2 においてもこのような処置時には N95 マスクやゴーグルをするなど、感染対策をより強化することが WHO から提言されています[17]。

- SARS-CoV-2 は SARS-CoV や MERS- CoV に比べて感染力が高いと考えられています。感染基本再生産数（1 人の感染者から周囲に何人感染するかの指数）は SARS-CoV は 0.91、MERS-CoV は 0.95 であるのに対し[18]、SARS-CoV-2 では 3.28（範囲:1.4〜6.5）と報告されています（次頁図 2）[19]（参考：季節性インフルエンザの感染基本再生産数は 1.28[20]）。

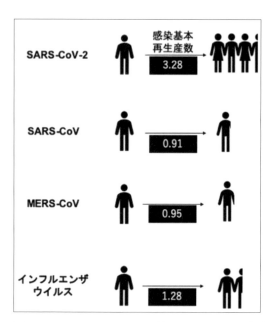

図 2　SARS-CoV-2 と他のウイルスの感染力の比較

- SARS-CoV や MERS- CoV ではスーパースプレッダーと呼ばれる多くのヒトへの感染拡大の感染源になった患者が存在しており [21)]、1 人から 180 人の感染を起こした例も報告されています [19)]。早期発見、診断、治療介入および隔離ができなかった症例がスーパースプレッダーとなりやすいといわれており [21)]、SARS-CoV-2 においても感染の拡大防止のためにスーパースプレッダーの発生を出来る限り防ぐことが重要であると考えられます。

●参考文献

1）WHO. "Emergencies preparedness, response. Pneumonia of unknown origin – China". https://www.who.int/csr/don/05-january-2020-pneumonia-of-unkown-cause-china/en/（参照 2020-02-29）.

2）Chan JF, Yuan S, Kok KH, et al. A familial cluster of pneumonia associated with the 2019 novel coronavirus indicating person-to-person transmission: a study of a family cluster. Lancet. 2020; 395(10223): 514-23.

3）Li W, Shi Z, Yu M, et al. Bats are natural reservoirs of SARS-like coronaviruses. Science. 2005; 310(5748): 676-9.

4）Zumla A, Hui DS, Perlman S. Middle East respiratory syndrome. Lancet. 2015; 386(9997): 995-1007.

5）Hui DS, I Azhar E, Madani TA, et al. The continuing 2019-nCoV epidemic threat of novel coronaviruses to global health—The latest 2019 novel coronavirus outbreak in Wuhan, China. Int J Infect Dis. 2020;91:264–6.

6）Zhou P, Yang XL, Wang XG, et al. A pneumonia outbreak associated with a new coronavirus of probable bat origin. Nature. Published online 2020 Feb 3. doi:10.1038/s41586-020-2012-7.

7）古川恵一，前﨑繁文，藤田紘一郎．H 感染症 . In: 岡庭豊，荒瀬康司，三角和雄，編．イヤーノート 2014 内科・外科編．第 23 版．東京：メディックメディア；2014. p.H-3.

8）WHO. "Q & A on coronavirus". https://www.who.int/news-room/q-a-detail/q-a-coronaviruses（参照 2020-02-29）.

9）Backer JA, Klinkenberg D, Wallinga J. Incubation period of 2019 novel coronavirus (2019-nCoV) infections among travellers from

Wuhan, China, 20-28 January 2020. Euro Surveill. 2020; 25(5).

10) Li Q, Guan X, Wu P, et al. Early Transmission Dynamics in Wuhan, China, of Novel Coronavirus-Infected Pneumonia. N Engl J Med. Published online 2020 Jan 29. doi: 10.1056/NEJMoa2001316.

11) Peiris JS, Yuen KY, Osterhaus AD, et al. The severe acute respiratory syndrome. N Engl J Med 2003; 349: 2431–41.

12) Lu CW, Liu XF, Jia ZF. 2019-nCoV transmission through the ocular surface must not be ignored. Lancet. Published online 2020 Feb 6. doi: 10.1016/S0140-6736(20)30313-5.

13) Bai Y, Yao L, Wei T, et al. Presumed Asymptomatic Carrier Transmission of COVID-19. JAMA. Published online February 21, 2020. doi:10.1001/jama.2020.2565.

14) Hui DS. Epidemic and emerging coronaviruses (severe acute respiratory syndrome and Middle East respiratory syndrome). Clin Chest Med. 2017; 38: 71-86.

15) Tran K, Cimon K, Severn M, et al. Aerosol generating procedures and risk of transmission of acute respiratory infections to healthcare workers: a systematic review. PLoS One. 2012;7:e35797.

16) Seto WH. Airborne transmission and precautions: facts and myths. J Hosp Infect. 2015 Apr;89(4):225-8. doi: 10.1016/j.jhin.2014.11.005. Epub 2014 Dec 13.

17) WHO. "Infection prevention and control during health care when novel coronavirus (nCoV) infection is suspected". https://www.who.int/publications-detail/infection-prevention-and-control-during-health-carewhen-novel-coronavirus-(ncov)-infection-is-suspected-20200125 (参照 2020-02-29).

18) Chowell G, Abdirizak F, Lee S, et al. Transmission characteristics of MERS and SARS in the healthcare setting: a comparative study. BMC Med. 2015; 13: 210.

19) Liu Y, Gayle AA, Wilder-Smith A, et al. The reproductive number of COVID-19 is higher compared to SARS coronavirus. J Travel Med. Published online 2020 Feb 13. doi: 10.1093/jtm/taaa021.

20) Wong G, Liu W, Liu Y, et al. MERS, SARS, and Ebola: The Role of Super-Spreaders in Infectious Disease. Cell Host Microbe. 2015; 18(4): 398-401.

21) Braden CR, Dowell SF, Jernigan DB, et al. Progress in global surveillance and response capacity 10 years after severe acute respiratory syndrome. Emerg Infect Dis. 2013; 19: 864-69.

5 症状・症例報告

POINT

● SARS-CoV-2 は無症状の病原体保有者がいます。

● COVID-19 は無症状または軽症の患者が多いとされています。

● COVID-19 は発熱や咳などの呼吸器症状が 1 週間前後持続することが多く、倦怠感を訴える患者が多いとされています。

【症　状】

・ 2020 年 1 月 2 日までの中国武漢における COVID-19 で入院した患者 41 例の報告では、40 例（98%）の患者で発熱があったと報告されています[1]。そのうち 32 例（78%）では 38℃を超える発熱でした。咳嗽は 31 例（76%）の患者でみられ、痰のある患者は 11 例（全体症例が 39 例中で 11 例、28%）でした。痰を伴う湿性咳嗽ではなく痰のない

乾性咳嗽の患者が多いようです。呼吸困難は 22 例（55%）、全身の倦怠感は 18 例（44%）でみられました。頭痛（38 例中 3 例、8%）、下痢（38 例中 1 例、3%）も少数ながらみられました。

- その後 99 例の報告がさらに中国武漢から報告され、上記報告と同様に発熱が 82 例（83%）、咳嗽が 81 例（82%）、息切れが 31 例（31%）でした[2]。本報告ではその他の症状として筋肉痛 11 例（11%）、咽頭痛 5 例（5%）、鼻汁 4 例（4%）が報告されています。2 つ以上の症状を持つ患者は 89 例（90%）であり、発熱・咳嗽・息切れをすべてもつ患者は 15 例（15%）でした（表1）[2]。発熱や咳嗽などの症状の出現から呼吸困難が現れるまでの中央値は 8 日でした[2]。1 週間程度で呼吸困難が出現するため、この間の経過観察は非常に重要であると思われます。

表1 COVID-19入院99例の臨床症状（文献2より抜粋。一部改変）

	症例数 （%）
発　　熱	82 （83）
咳　　嗽	81 （82）
息　切　れ	31 （31）
筋　肉　痛	11 （11）
意 識 障 害	9 （9）
頭　　痛	8 （8）
咽　頭　痛	5 （5）
鼻　　汁	4 （4）
胸　　痛	2 （2）
下　　痢	2 （2）
嘔気・嘔吐	1 （1）
複数の兆候または症状	89 （90）
発熱・咳嗽・息切れがそろった患者	15 （15）

・プレプリント（査読なし）のデータではありますが、COVID-19関連の145報の論文から9報の論文を抽出し、356症例のメタ解析を行った報告があります[3]。やはり発熱が最も多い症状であり（313/356例（87.9%）95%信頼区間0.683〜0.948）、その他咳嗽、全身倦怠感などが挙げられています（表2）。

表2 COVID-19メタ解析9研究356例の臨床症状
　　（文献3より抜粋。一部改変）

	症例数 （％）	95%信頼区間
発　　熱	313 （87.9）	0.683〜0.948
咳　　嗽	240 （67.4）	0.609〜0.711
倦　怠　感	132 （37.1）	0.406〜0.538
息　切　れ	127 （35.7）	0.324〜0.431
筋　肉　痛	79 （22.2）	0.225〜0.331
喀　　痰	75 （21.1）	0.214〜0.324
咽　頭　痛	30 （8.4）	0.087〜0.167
頭　　痛	29 （8.1）	0.063〜0.125
下　　痢	23 （6.5）	0.062〜0.133
鼻　　汁	6 （1.7）	0.021〜0.077
症 状 な し	2 （0.6）	0.027〜0.114

・どのような臨床的特徴を持つ患者に対して COVID-19 を疑えばよいのでしょうか？ 血液検査や胸部画像などについては別の章に詳細を記載していますのでご参照ください。エキスパートオピニオンも含まれているガイドラインでは、

　①発熱があり、胸部画像検査で肺炎（すりガラス影）がみられる

　②血液検査で白血球数が正常または減少、または初期段階でのリンパ球数の減少がみられる

が挙げられています[4]。

・日本環境感染学会および日本感染症学会より「新型コロナウイルス（COVID-19）感染症への対応について」[5, 6]、日本救急医学会より「新型コロナウイルス感染症への対応について」[7]が公表されており、随時更新されることが予想されます。最新情報をご確認ください。

【症例報告】

- 中国で SARS-CoV-2 に感染し COVID-19 を発症した 3 名の報告が 2020 年 1 月 24 日にありました [8]。全例が入院患者で 49 歳女性、61 歳男性および 32 歳男性でした。1 例目の女性では当初 37〜38℃の発熱があり、胸部不快感を伴う咳嗽がありました。4 日後それらの症状が悪化し、CT で肺炎と診断されました。2 例目の患者も発熱と咳嗽があり、7 日後に呼吸困難が出現し入院となりました。その 2 日後にさらに悪化し、人工呼吸管理となっています。1 例目と 3 例目の患者は改善し退院しましたが、2 例目の男性は亡くなっています。

- アメリカからは 2020 年 1 月 31 日にアメリカ国内での最初の症例報告がありました [9]。35 歳の男性で 4 日間続く発熱と咳があり、クリニックを受診されインフルエンザ A 型と B 型の迅速検査は陰性でした。パラインフルエンザ、RS ウイルス、ライノウイルス、アデノウイルスおよび 4 つの一般的なコロナウイルス（HKU1、NL63、229E、OC43）の検査も陰性でした。中国武漢渡航歴があったため SARS-CoV-2 の検査を受け、陽性の判定で経過観察目的に入院となりました。入院時に頑固な乾性咳嗽、2 日間続く嘔気と嘔吐があり

ましたが、息切れや胸痛はありませんでした。嘔気や嘔吐に
対して 2000 mL の生理食塩水の点滴が行われました。当初
は息切れはなく、胸部レントゲンでも肺炎はありませんでし
たが、入院 5 日目より肺炎像が出現し、動脈血酸素飽和度
（SpO_2）も 90% と低下したため酸素投与が開始されました
（鼻カヌラで 2 L/min）。肺炎に対してはバンコマイシンとセ
フェピムが投与されました。入院 7 日目になっても低酸素血
症や肺炎の改善がないため研究中の薬剤である Remdesivir
（ギリアド・サイエンシズ、USA）が投与されました。バン
コマイシンの投与は同日、セフェピムは翌日に投与中止とな
りました。入院 8 日目に患者の状態は改善し、酸素投与も中
止されました。入院 9 日目より熱は 37℃以下となり、咳以
外の症状はおおむね改善しました（次頁図 1）。

・そのほか、韓国 [10] や本邦 [11] からの症例報告などがあります。

	中国より帰国	勤務	勤務	在宅	救急受診	入院第1病日	入院第2病日
罹患病日		1	2	3	4	5	6
体温（℃）			体熱感あり	体熱感あり	37.2	37.9	39
咳　嗽							
倦　怠　感							
嘔　気							
嘔　吐							
下　痢							
腹部不快感							
鼻　汁							

上部に **SARS-CoV-2 PCR陽性**

図1　アメリカ合衆国でのCOVID-19 1例目の臨床経過
（文献9より抜粋。一部改変）

- これらの症例報告から言えることは、4日から1週間ほど経過しても発熱が持続している、息切れが出てきた、咳嗽が悪化しているといったことがあった場合はCOVID–19による肺炎を合併している可能性があるということだと思われます。

入院 第3病日	入院 第4病日	入院 第5病日	入院 第6病日	入院 第7病日	入院 第8病日	入院 第9病日	入院 第10病日	入院 第11病日
7	8	9	10	11	12	13	14	15
39.4	39.1	39.4	38.8	39.4	37.3	36.8	36.8	36.3

- しかしながら、感染症学会からも報告されているように、新規の感染症においてはまず重症例が解析され、論文などに報告されます。実際には感染を受けても無症状から軽症の患者が多く存在すると思われます。今後の症例の集積や最新の知見が随時更新・公表されることが予想されます。各関連学会などの最新情報をご確認ください。

●参考文献

1) Huang C, Wang Y, Li X, et al. Clinical features of patients infected with 2019 novel coronavirus in Wuhan, China. Lancet. 2020 Feb 15; 395(10223): 497-506. doi: 10.1016/S0140-6736(20)30183-5.

2) Chen N, Zhou M, Dong X, et al. Epidemiological and clinical characteristics of 99 cases of 2019 novel coronavirus pneumonia in Wuhan, China: a descriptive study. Lancet. 2020 Feb 15; 395(10223): 507-513. doi: 10.1016/S0140-6736(20)30211-7.

3) Kai Q, Yi D, Yong-Hang T, et al. Clinical Characteristics of 2019 Novel Infected Coronavirus Pneumonia: A Systemic Review and Meta-analysis. medRxiv preprint doi: https://doi.org/10.1101/2020.02.14.20021535.

4) Jin YH, Cai L, Cheng ZS, et al. Evidence-Based Medicine Chapter of China International Exchange and Promotive Association for Medical and Health Care (CPAM). A rapid advice guideline for the diagnosis and treatment of 2019 novel coronavirus (2019-nCoV) infected pneumonia (standard version). Mil Med Res. 2020 Feb 6; 7(1): 4. doi:10.1186/s40779-020-0233-6.

5) 一般社団法人日本環境感染学会. "新型コロナウイルス (COVID-19) 感染症への対応について". http://www.kankyokansen.org/uploads/uploads/files/jsipc/covid19_mizugiwa_200221.pdf, (参照 2020-02-29).

6) 一般社団法人日本感染症学会. "新型コロナウイルス (COVID-19) 感染症への対応について". http://www.kansensho.or.jp/uploads/files/topics/2019ncov/covid19_mizugiwa_200221.pdf, (参照 2020-02-29).

7) 一般社団法人日本救急医学会. "新型コロナウイルス (2019-nCoV) 感染症への対応について". https://www.jaam.jp/info/2020/info-20200210.html, (参照 2020-02-29).

8) Zhu N, Zhang D, Wang W, et al. A Novel Coronavirus from Patients with Pneumonia in China, 2019. N Engl J Med. 2020 Feb 20; 382(8): 727-733.

9) Holshue ML, DeBolt C, Lindquist S, et al. First Case of 2019 Novel Coronavirus in the United States. N Engl J Med. 2020 Jan 31. doi: 10.1056/NEJMoa2001191.

10) Lim J, Jeon S, Shin HY, et al. Case of the Index Patient Who Caused Tertiary Transmission of COVID-19 Infection in Korea: the Application of Lopinavir/Ritonavir for the Treatment of COVID-19 Infected Pneumonia Monitored by Quantitative RT-PCR. J Korean Med Sci. 2020 Feb 17; 35(6): e79.

11) 中村啓二, 忽那賢志, 鈴木哲也, 他. "当院における新型コロナウイルス (2019-nCoV) 感染症患者 3 例の報告". http://www.kansensho.or.jp/uploads/files/topics/2019ncov/2019ncov_casereport_200205.pdf.

6 小児・妊婦症例

POINT

- SARS-CoV-2 に感染した小児で重症化した症例は報告されていません。小児は成人と比較し、軽症であることが多いようです。

- SARS-CoV-2 に感染した妊娠後期の妊婦において、肺炎の重症化や死亡は報告されていません。

- COVID-19 肺炎は、垂直感染の報告はありません。

小　　児

- 2020 年 1 月 30 日までの中国における COVID-19 患者がまとめられ、9692 症例のうち 1 か月半から 17 歳までの小児症例は 28 例であったと報告されています[1]。SARS-CoV-2 に感染した小児の症状は発熱、乾性咳嗽、倦怠感が多い一方、鼻汁や鼻閉などの上気道症状は比較的少ないと示されました。重症化した小児例はなく、大多数は 1～2 週間で軽快したと報告されました。英語文献ではありません

が、中国からの他の研究でも小児は重症例が少ないと報告されています[2]。しかし、2002年から2003年にかけて流行したSARSコロナウイルス感染症では、小児でも急性呼吸窮迫症候群をきたし死亡した報告があるため、SARS-CoV-2感染小児例でも注意が必要と考えられます。また、一般的に小児は成人と比較し以下のような特徴があるため、感染の重症化や拡大に注意が必要です。

① 症状を正確に訴えられない

② 手洗い、うがい、マスク着用などの感染予防策を適切に実行できない

③ 学校や保育園などで集団感染をきたしやすい

6
小児・妊婦症例

- 生後1年以内の乳児9例をまとめた中国からの報告では、全例が家族内に少なくとも1人のCOVID-19患者がいたと示されており、家族内感染したと考えられています[3]。同文献では全例が集中治療や人工呼吸器管理を要することなく軽快し、重篤な後遺症もみられなかったと報告しています。以上のことから、新生児を含めた小児がSARS-CoV-2に感染しても成人と比較し重症化することは少ないと推測されています。この傾向はSARSコロナウイルスやMERSコロナウイルス感染症においても同様でした。

・日本小児科学会の予防接種・感染症対策委員会より、「新型コロナウイルス感染症に関する Q & A」が公表されており[4]、随時更新されることが予想されます。最新情報をご確認ください。

妊　婦

・中国で SARS-CoV-2 に感染した 9 名の妊娠後期の妊婦の症例報告があります[5]。全例が帝王切開で出産し、4 名が早産、2 名が低出生体重児でしたが、新生児仮死や新生児死亡はみられませんでした（次頁表1）。羊水、臍帯血、母乳や新生児の咽頭ぬぐい液からは SARS-CoV-2 は検出されませんでした。このため、妊婦から胎児への垂直感染は現時点では報告されていません。

・中国からの他の報告でも、妊婦における COVID-19 感染症の臨床的特徴は非妊婦と著変なかったと報告されています[6]。

・しかし、SARS-CoV-2 に感染した妊婦は以下の点に留意する必要があると考えられます。
　① 同じ β-コロナウイルス属の SARS コロナウイルス、MERS コロナウイルス感染症では、妊娠中の

6 小児・妊婦症例

45

感染による合併症が多数報告されています。具体的には、妊娠中の SARS コロナウイルス感染は自然流産、早産、子宮内胎児発育遅延、気管内挿管、集中治療室への入院、腎不全、播種性血管内凝固症候群などの合併症の発生率が高いことが報告されています[7, 8]。MERS コロナウイルスに感染した妊婦の報告は非常に限られていますが、11 名の妊婦症例をまとめた報告によると、6 名が集中治療を必要とし、3 名が死亡したと示されています[9]。SARS-CoV-2 がこれらのコロナウイルスと比較し、妊婦に対してどれほどの影響があるのかは不明な点が多い状況です。

表1　SARS-CoV-2 感染妊婦症例のまとめ
　　　（文献 5 より抜粋。一部改変）

症　例	1	2	3	4
年齢（歳）	33	27	40	26
妊娠週数（週 - 日）	37-2	38-2	36-0	36-2
感染から出産まで（日）	1	6	4	3
合併症	インフルエンザ	妊娠高血圧症候群	子癇	胎児ジストレス
出生体重（g）	2870	3730	3820	1880
低出生体重（< 2500g）				有
早産			有	有
Apgarスコア（1分, 5分）	8, 9	9, 10	9, 10	8, 9

② 垂直感染の報告はありませんが、SARS-CoV-2 に感染した産褥婦に新生児が濃厚接触することで、SARS-CoV-2 に感染する危険性があります。実際、生後 3 日や生後 17 日で SARS-CoV-2 に感染した新生児が中国から報告されました[10]。これらの新生児の感染が母子の垂直感染であったかは不明ですが、水平感染のリスクは高いため十分な注意が必要です。

③ 妊娠初期の妊婦が SARS-CoV-2 に感染した際の、胎児への影響は不明です。2020 年夏以降の報告が予想されます。

④ 経腟分娩による垂直感染の危険性や、経腟分娩と帝王

5	6	7	8	9
26	26	29	28	34
38-1	36-3	36-2	38-0	39-4
1	4	2	2	7
		前期破水	胎児ジストレス	前期破水
2970	3040	2460	2800	3530
		有		
	有	有		
9, 10	9, 10	9, 10	9, 10	9, 10

切開との比較についてはまだ情報がありません。

- 日本産婦人科学会が「妊婦・産褥婦の新型コロナウイルスの感染予防対策」を公表しています[11]。その報告では SARS-CoV-2 感染が確定し、発熱を認める妊婦においては母体がウイルス血症になっていると考えられるため、授乳については控えるように推奨されています。解熱後の妊婦の授乳開始の目安時期も記載がありますのでご参照ください。また、日本産婦人科感染症学会からは妊娠中や妊娠を希望される方に対する情報が公表されています[12]。これらの推奨は今後の症例の集積や最新の知見により随時更新されることが予想されます。最新情報をご確認ください。

●参考文献

1 ）Shen K, Yang Y, Wang T et al. Diagnosis, treatment, and prevention of 2019 novel coronavirus infection in children: experts' consensus statement. World J Pediatr. 2020 Feb 7. doi: 10.1007/s12519-020-00343-7.

2 ）Wang XF, Yuan J, Zheng YJ, et al. Clinical and epidemiological characteristics of 34 children with 2019 novel coronavirus infection in Shenzhen. Zhonghua Er Ke Za Zhi. 2020 Feb 17;58(0):E008. doi: 10.3760/cma.j.issn.0578-1310.2020.0008. [Epub ahead of print] (in Chinese)

3 ）Min Wei, Jingping Yuan, Yu Liu, et al. Novel Coronavirus Infection in Hospitalized Infants Under 1 Year of Age in China. JAMA. Published online February 14, 2020. doi:10.1001/jama.2020.2131.

4 ）公益社団法人日本小児科学会 . "新型コロナウイルス感染症に関する Q & A について". http://www.jpeds.or.jp/modules/activity/index.php?content_id=326.（参照 2020-02-29）.

5 ）Chen H, Guo J, Wang C, et al. Clinical characteristics and intrauterine vertical transmission potential of COVID-19 infection in nine pregnant women: a retrospective review of medical records. Lancet 2020; published online Feb 12. https://doi.org/10.1016/S0140-6736(20)30360-5.

6 ）Zhu H, Wang L, Fang C, et al. Clinical analysis of 10 neonates born to mothers with 2019-nCoV pneumonia. Transl Pediatr 2020; published online Feb 10. doi:10.21037/tp.2020.02.06.

7 ）Wong SF, Chow KM, Leung TN, et al. Pregnancy and perinatal outcomes of women with severe acute respiratory syndrome. Am J Obstet Gynecol 2004; 191: 292–97.

8 ）Lam CM, Wong SF, Leung TN, et al. A case-controlled study comparing clinical course and outcomes of pregnant and non-pregnant women with severe acute respiratory syndrome. BJOG 2004; 111: 771–74.

9 ）David A Schwartz, Ashley L Graham. Potential Maternal and Infant Outcomes From (Wuhan) Coronavirus 2019-nCoV Infecting Pregnant Women: Lessons From SARS, MERS, and Other Human Coronavirus

Infections. Viruses 2020 Feb 10;12(2). pii: E194. doi: 10.3390/v12020194.

10) National Health Commission of the People's Republic of China. Transcript of Press Conference on Feb 7, 2020. http://www.nhc.gov.cn/xcs/s3574/202 002/5bc099fc9144445297e8776838e57ddc.shtml (参照 2020-02-29; in Chinese).

11) 公益社団法人日本産婦人科学会．"妊婦・産褥婦の新型コロナウイルスの感染予防対策について". http://www.jsog.or.jp/news/pdf/20200206_coronavirus.pdf,（参照 2020-02-29）.

12) 公益社団法人日本産婦人科感染症学会．"新型コロナウイルス感染症（COVID-19）について 妊娠中ならびに妊娠を希望される方へ". http://jsidog.kenkyuukai.jp/images/sys/information/20200215205739-36870114FECE02D21576FBE7CE4C622012948C41D606387DFE32695824F41964.pdf,（参照 2020-02-29）.

6

小児・妊婦症例

7 診　断

POINT

- **COVID-19 の確定診断は、PCR 法で呼吸器検体から病原体遺伝子を検出することで行われます。**

- **一般病院では血液、画像、細菌学的検査を適切に施行することで、鑑別疾患の除外を行う必要があります。**

- COVID-19 の確定診断は、呼吸器検体からの SARS-CoV-2 ウイルスの分離・同定もしくは PCR 法による病原体遺伝子の検出で行われます。しかし本邦では、2020 年 2 月時点で一般病院において確定診断のためのウイルス検査を行うことはできません。届出基準に記載されている『感染が疑われる患者の要件』の該当項目に応じて、地方自治体が必要と判断した場合に検査が行われることになります[1~3]。

- 感染が疑われる患者の要件は下記の通りです[2]。

  ① 発熱または呼吸器症状（軽症の場合を含む）を呈する者であって、新型コロナウイルス感染症であることが確定した者と濃厚接触歴がある者

  ② 37.5℃以上の発熱かつ呼吸器症状を有し、発症前14日以内にWHOの公表内容から新型コロナウイルス感染症の流行が確認されている地域に渡航又は居住していた者

  ③ 37.5℃以上の発熱かつ呼吸器症状を有し、発症前14日以内にWHOの公表内容から新型コロナウイルス感染症の流行が確認されている地域に渡航又は居住していた者と濃厚接触歴がある者

  ④ 発熱、呼吸器症状その他感染症を疑わせるような症状のうち、医師が一般に認められている医学的知見に基づき、集中治療その他これに準ずるものが必要であり、かつ、直ちに特定の感染症と診断することができないと判断し、新型コロナウイルス感染症の鑑別を要した者

- 次に、2020年2月時点までに報告されている論文から、COVID-19の臨床的特徴について、一般病院で施行可能な検査所見を中心に概説します。渡航歴や接触歴だけでなく、

下記所見が認められる症例では、COVID-19 を積極的に疑い確定診断のための検査を検討すべきと考えられます。

臨床症状および身体所見

- 発熱、倦怠感、乾性咳嗽、呼吸困難、消化器症状などを認めます[3~7]。武漢からの報告では、発熱（98%），咳嗽（76%），呼吸困難（55%），倦怠感（44%）などが主な症状とされています[6]。中等度以下の患者では特徴的な身体所見は乏しいですが、重症例では胸部の聴診で呼吸音の低下や肺雑音が聴取されます[4, 5]。

血液検査

- 白血球数は正常もしくは減少します。特に、白血球分画のリンパ球数減少（800 / μL 未満は重症化する可能性があり注意が必要）や好酸球数減少を伴います[4, 7~10]。また、症例の中には肝酵素や筋酵素、ミオグロビンの上昇がみられます[7, 11]。多くの症例では CRP（C-reactive protein）や赤沈が上昇しますが、プロカルシトニンは正常です。重症例では D-ダイマー高値と進行性のリンパ球減少[7]や可溶性 IL2 レセプター、フェリチンの高値[8]が報告されています。

画像検査

- 無症状であっても胸部 CT 検査で異常が認められることが報告されており、リアルタイム PCR 法よりも感度が高いと示されています（「8　画像所見」参照）[12]。胸部 CT 検査が COVID-19 肺炎の早期診断に有用な可能性が示唆されています。

細菌学的検査

- 一般病院では、鑑別疾患に挙がるインフルエンザウイルス感染、マイコプラズマ感染、クラミドフィラ感染などの除外のための抗原検査や血液免疫学的検査を施行します。確定診断は前述の通り、PCR 法で呼吸器検体（鼻咽頭ぬぐい液や喀痰）から病原体遺伝子を確認します[5, 13]。しかし、呼吸器検体での PCR 法検査で病原体遺伝子が未検出の症例でも、糞便[14]や肛門ぬぐい液、血液検査での IgM/IgG 抗体[15]で SARS-CoV-2 感染が確定する症例もあると報告されており、検査結果の解釈には注意が必要です。

●参考文献

1 ）国立感染症研究所　新型コロナウイルス感染症の現状の評価と国内のサー
　　ベイランス、医療体制整備について．
　　https://www.niid.go.jp/niid/images/epi/corona/2019nCoV-04-200207.pdf
　　（参照 2020-02-29）
2 ）厚生労働省　感染症の予防および感染症の患者に対する医療に関する法律
　　第 12 条第 1 項及び第 14 条第 2 項に基づく届出の基準等について（一部改正）
　　https://www.mhlw.go.jp/content/10900000/000592718.pdf（参照 2020-02-
　　29）
3 ）厚生労働省　新型コロナウイルスに関する Q&A（医療機関・検査機関の方
　　向け）https://www.mhlw.go.jp/stf/seisakunitsuite/bunya/kenkou_iryou/
　　dengue_fever_qa_00004.html（参照 2020-02-29）
4 ）Jin YH, Cai L, Cheng ZH et al. A rapid advice guideline for the diagnosis
　　and treatment of 2019 novel coronavirus（2019-nCoV）infected pneumonia
　　（standard version）. Mil Med Res. 2020;7:4.doi:10.1186/s40779-020-0233-6.
5 ）Centers for Disease Control and Prevention https://www.cdc.gov/
　　coronavirus/2019-nCoV/lab/guidelines-clinical-specimens.html（参照 2020-
　　02-29）
6 ）Huang C, Wang Y, Li X, et al. Clinical features of patients infected with
　　2019 novel coronavirus in Wuhan, China. Lancet 2020. doi: 10.1016/S0140-
　　6736（20）30183-5.
7 ）Shen K, Yang Y, Zhao D et al. Diagnosis, treatment, and prevention of
　　2019 novel coronavirus infection in childen: expert' s consensus statement.
　　World Journal of Pediatrics.
8 ）Chen G, Wu D, Guo W et al. Clinical and immunologic features in severe
　　and moderate forms of coronavirus disease 2019. medRxiv preprint doi:
　　https://doi.org/10.1101/2020.02.16.20023903
9 ）Li Q, Ding X, Xia G et al. A simple laboratory parameter facilitates early
　　identification of COVID-19 patients. medRxiv 2020. doi: https://doi.org/10.1
　　101/2020.02.13.20022830.
10 ）Zhang JJ, Dong X, Cao YY et al. Clinical characteristics of 140 patients

7

診

断

infected by SARS-CoV-2 in Wuhan, China. Allergy. 2020 Feb 19. doi: 10.1111/all.14238.

11) Wang D, Hu B, Hu C et al. Clinical Characteristics of 138 Hospitalized Patients With 2019 Novel Coronavirus–Infected Pneumonia in Wuhan, China. JAMA. 2020 Feb 7 doi: 10.1001/jama.2020.1585.

12) Fang Y, Zhang H, Xie J et al. Sensitivity of Chest CT for COVID-19: Comparison to RT-PCR Radiology, 2020 doi: 10.1148/radiol.2020200432.

13) Zou L, Ruan F, Huang M et al. SARS-CoV-2 Viral Load in Upper Respiratory Specimens of Infected Patients: N Eng J Med. 2020. doi: 10.1056/NEJMc2001737.

14) Xiao F, Tang M, Zheng X et al. Evidence for gastrointestinal infection of SARS-CoV-2.medRxiv preprint doi: https://doi.org/10.1101/2020.02.17.20023721.

15) Zang W, Du RH, Li B et al. Molecular and serological investigation of 2019-nCoV infected patients: implication of multiple shedding routes. Emerg Microbes Infect. 2020; 1: 386-389. doi: 10. 1080/22221751.2020.1729071.

7

診

断

8 画像所見

POINT

● COVID-19 肺炎の CT 所見では両側に広がる胸膜下末梢側優位の陰影を伴うことが多いです。一般的な細菌性肺炎とは異なります。

● 発症初期はすりガラス影を呈し、crazy-paving pattern を経て浸潤影へ変化します。陰影の広がりや濃度は発症 10 日目頃がピークとなります。

● 呼吸不全を伴う重症例ではすりガラス影よりも浸潤影を呈することが多いです。

● 初回の咽頭ぬぐい液や下気道検体の RT-PCR 法による SARS-CoV-2 の遺伝子検査が陰性であっても、COVID-19 肺炎を疑う CT 所見がみられる場合は、後に RT-PCR 法が陽性となり、確定診断される場合があります。

・一般的にウイルス性肺炎では両側多肺葉にわたり、すりガラス影や crazy-paving pattern（すりガラス影の内部に網状

影や線状影が混在している所見)、浸潤影などを示すことが多く[1]（図 1）、細菌性肺炎とは異なります。SARS や MERS などを含むコロナウイルスによる肺炎では、典型的な胸部 CT 所見として胸膜下末梢側優位の多発すりガラス影が知られており、すりガラス影に浸潤影を伴うこともあります[1]。同様に、COVID-19 肺炎でも典型的な胸部 CT 所見は、胸膜下末梢側優位に多発する斑状のすりガラス影です[2~8]。約 7～10 割の症例では両側性に陰影がみられ[2~4, 6~8]、44% の症例で診断時に全ての肺葉で陰影を認めたとの報告もあります[2]。一方、同報告では診断時には片側の一肺葉のみにしか陰影を認めなかった症例は 30% あり[2]、そのような症例では画像所見のみで一般的な細菌性肺炎と鑑別することは困難であると予想されます。

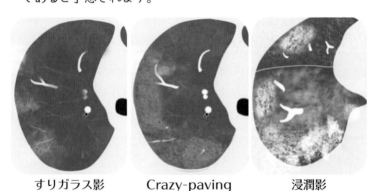

すりガラス影　　　Crazy-paving　　　浸潤影
　　　　　　　　　　pattern

図 1　ウイルス性肺炎でみられる胸部 CT パターンの模式図
　　　（文献 1 より抜粋。一部改変）

- COVID-19 肺炎においては、胸部 CT でみられる陰影の性状は時間とともに変化することも報告されています[2, 4, 5]。重症例を除いた報告によると、胸部 CT 所見は症状出現から 4 日目まではすりガラス影を呈し、時間経過とともに crazy-paving pattern を経て、発症 9 日目から 13 日目では 9 割の症例で浸潤影へと変化します[5]（図 2）。陰影の広がりや濃度は発症 10 日目頃がピークとなり、発症 14 日目以降に徐々に陰影は薄くなったり、胸膜下の索状影へと変化したりして収束します。呼吸不全の発症は 8 日目前後のため[6]、呼吸不全の重症度と胸部 CT 所見は概ね一致して動くと考えられます。胸部 CT の経時的変化を示した他の研

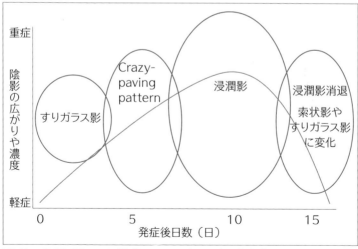

図2　COVID-19 肺炎の CT 所見の経時的変化
　　（文献 5 より抜粋。一部改変）

究でも同様の所見が報告されています [7]。典型的な CT 所見を図 3 に示します。

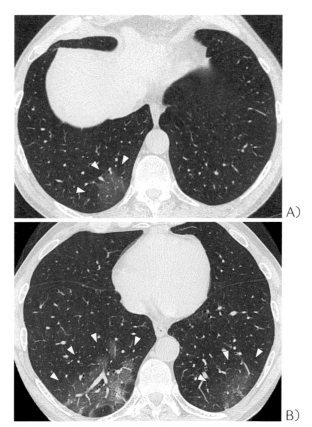

A）

B）

図 3　COVID-19 肺炎の胸部 CT 所見
A）すりガラス影
　　右下葉に限局性のすりガラス影を認めます（▷）。
B）Crazy-paving pattern
　　両側下葉にすりガラス影を認め、内部に一部網状影や線状影を
　　伴っており、crazy-paving pattern を呈しています（▷）。

• 重症の COVID-19 肺炎では、入院時からすりガラス影より
  も浸潤影を呈することが多いです [6]。胸水貯留、胸腔内リン
  パ節腫脹や気胸は一般的にはみられませんが、1 例のみ気胸
  の報告があります [8]。

• COVID-19 肺炎において診断時に胸部 CT で異常所見を認
  めない割合は 14～25% であるとの報告もありますが [6, 10]、
  逆に 3% の症例では胸部 CT で COVID-19 肺炎に特徴的
  な所見を認めていても、当初の咽頭ぬぐい液や下気道検体
  の real-time polymerase chain reaction（RT-PCR 法）
  による SARS-CoV-2 の遺伝子検査が陰性であったとの報
  告もあります [11]。診断時の胸部 CT での異常所見の陽性率
  は RT-PCR 法の陽性率より有意に高いとの報告もあり(98%
  vs. 71%, $p<0.01$) [12]、胸部 CT 撮影は他疾患との鑑別だ
  けでなく、COVID-19 肺炎の早期診断にも有用である可能
  性があります。診断時の RT-PCR 法が陰性であっても、胸
  部 CT で COVID-19 肺炎が疑わしい所見がある場合は、感
  染対策を行いながら繰り返し RT-PCR 法を提出するなど、
  慎重な対応が必要と考えられます。

8
画像所見

●参考文献

1) Koo HJ, Lim S, Choe J, et al. Radiographic and CT Features of Viral Pneumonia. Radiographics. 2018; 38(3): 719-39.

2) Pan Y, Guan H, Zhou S, et al. Initial CT findings and temporal changes in patients with the novel coronavirus pneumonia (2019-nCoV): a study of 63 patients in Wuhan, China. Eur Radiol. Published online 2020 Feb 13. doi: 10.1007/s00330-020-06731-x.

3) Kanne JP. Chest CT Findings in 2019 Novel Coronavirus (2019-nCoV) Infections from Wuhan, China: Key Points for the Radiologist. Radiology. Published online 2020 Feb 4:200241. doi: 10.1148/radiol.2020200241.

4) Song F, Shi N, Shan F, Zhang Z, et al. Emerging Coronavirus 2019-nCoV Pneumonia. Radiology. Published online 2020 Feb 6:200274. doi: 10.1148/radiol.2020200274.

5) Pan F, Ye T, Sun P, et al. Time Course of Lung Changes On Chest CT During Recovery From 2019 Novel Coronavirus (COVID-19) Pneumonia. Radiology. Published online 2020 Feb 13:200370. doi: 10.1148/radiol.2020200370.

6) Huang C, Wang Y, Li X, et al. Clinical features of patients infected with 2019 novel coronavirus in Wuhan, China. Lancet. 2020;395(10223):497-506.

7) Bernheim A, Mei X, Huang M, et al. Chest CT Findings in Coronavirus Disease-19 (COVID-19): Relationship to Duration of Infection. Radiology. Published online 2020 Feb 20:200463. doi: 10.1148/radiol.2020200463.

8) Chen N, Zhou M, Dong X, et al. Epidemiological and clinical characteristics of 99 cases of 2019 novel coronavirus pneumonia in Wuhan, China: a descriptive study. Lancet. 2020; 395(10223): 507-13.

9) Wang D, Hu B, Hu C, et al. Clinical Characteristics of 138 Hospitalized Patients With 2019 Novel Coronavirus-Infected Pneumonia in Wuhan, China. JAMA. Published online 2020 Feb 7. doi: 10.1001/jama.2020.1585.

10) Chung M, Bernheim A, Mei X et al. CT Imaging Features of 2019 Novel Coronavirus (2019-nCoV). Radiology, undefined, 200230. doi: 10.1148/radiol.2020200230.

8
画像所見

11) Xie X, Zhong Z, Zhao W, et al. Chest CT for typical 2019-nCoV pneumonia: relationship to negative RT-PCR testing. Radiology. Published online 2020 Feb : 20034312. doi: 10.1148/radiol.2020200343.

12) Fang Y, Zhang H, Xie J, et al. Sensitivity of Chest CT for COVID-19: Comparison to RT-PCR. Radiology. Published online 2020 Feb 19:200432. doi: 10.1148/radiol.2020200432.

8
画像所見

9 治　療

POINT

● 現時点では SARS-CoV-2 に有効な抗ウイルス薬は なく、COVID-19 の治療は全身管理が中心となり ます。

● COVID-19 を対象とした抗ウイルス薬の臨床試験が 中国を中心に開始されています。

● 日本では COVID-19 に対してファビピラビル（アビ ガン®）の投与を推奨する方針となり、臨床試験が 検討されています。

抗ウイルス薬

- COVID-19 肺炎に対する抗ウイルス薬についての報告はま だ少ないですが、ICU に入室した 52 例の報告では、23 例 （44%）の患者で抗ウイルス薬（オセルタミビル、ガンシ クロビル、ロピナビル）が投与されています[1]。

- 急性呼吸窮迫症候群（ARDS）と診断された COVID-19 患者 53 例の中で、SARS-CoV-2 に対する抗ウイルス薬としてリバビリン（46 例）、オセルタミビル（14 例）、ウミフェノビル（6 例）が投与されましたが、抗ウイルス薬を内服していない患者と比較し有意な生存期間の延長はみられませんでした[2]。

- ロピナビル / リトナビル（カレトラ®）は抗 HIV 薬ですが、単独または他の抗ウイルス薬との併用により、SARS や MERS の罹患率、死亡率を減少させたことが後ろ向きコホート研究などで報告されています[3〜5]。最近のシステマティックレビューでは、ロピナビル / リトナビルの投与により SARS-CoV-2 の増殖が抑制され、死亡率の低下や副腎皮質ステロイドの減量につながりましたが、一方で早期に治療しなければ明らかな効果がないことも報告されています[6]。COVID-19 肺炎 134 例の後ろ向き研究では、52 例がロピナビル / リトナビル治療を、34 例がウミフェノビル治療を受け、体温正常化までの期間の中央値はロピナビル / リトナビル、ウミフェノビルともに入院後 6 日、呼吸器検体の PCR 陰性化までの期間の中央値は入院後 7 日でありコントロール群と比較し有意差はなく、ロピナビル / リトナビル、

ウミフェノビルが症状軽減、ウイルス排泄を促進させる結果は得られませんでした [7]。他にもロピナビル / リトナビルでは COVID-19 肺炎の改善を認めなかったとの報告もある一方 [8]、ロピナビル / リトナビル投与翌日から SARS-CoV-2 ウイルス量が減少したとの報告もあり [9]、ロピナビル / リトナビルの COVID-19 肺炎への有効性は結論が得られていません。日本国内の COVID-19 肺炎ではロピナビル / リトナビル投与例で肺炎の改善がみられた例もあることから、臨床試験の早期開始に向けて準備が進められています。

• レムデシビルは新規ヌクレオチドアナログのプロドラッグで広範な抗ウイルス活性を有し、これまでエボラウイルスや SARS-CoV、MERS-CoV などへの有効性が示されてきました [10]。サルやヒトの培養細胞を使った実験で、レムデシビルが SARS-CoV-2 ウイルスの感染を阻害したことが報告され [11]、また COVID-19 にも有効であったとの報告もあることから [12]、プラセボを対照としたレムデシビルの臨床試験が中国で始まっています。

• ファビピラビル（アビガン®）は RNA ウイルスの RNA 依存性 RNA ポリメラーゼを選択的に強く阻害する抗ウイルス薬

9 治療

7

であり[13)]、既存薬耐性株を含むすべての型のインフルエンザウイルスに対して抗ウイルス活性を示すだけでなく，出血熱ウイルス等も含む広範囲な RNA ウイルスに対して効果を示す薬剤です。日本国内の COVID-19 にファビピラビルを投与した結果、軽症者の重症化や無症状者の肺炎の発症を防ぐ効果が認められたことから、日本では COVID-19 にファビピラビルの投与を推奨する方針となり[14)]、今後臨床試験を開始する予定です。中国では COVID-19 に対するファビピラビルの臨床試験がすでに開始されており、副作用が少なく治療後 3〜4 日で効果が現れると報告されています。

• クロロキンは古くから使用されている抗マラリア薬であり、中国で行われた COVID-19 に対する多施設共同研究で 100 例以上の患者に対して有効性が確認され、今後 COVID-19 への臨床試験の範囲の拡大などが検討されています[15, 16)]。

• インターフェロン（IFN）α2α とリバビリンの併用治療により MERS-CoV 感染者の生存率が上昇したとの報告 [17) や、IFNα2b とリバビリンの併用治療や IFNβ1b が MERS-CoV 感染に有効であったとの報告があります [18, 19)。COVID-19 に対する IFN の投与に関してもすでに中国で臨床試験が開始されています。

臨床試験

• 上記薬剤の臨床試験の一部を次頁表1に示します。COVID-19 に対する臨床試験は中国を中心にすでに 80 以上の試験が開始されており [20)、中でもファビピラビル、レムデシビル、クロロキンの 3 薬剤の効果が期待されています。しかし、COVID-19 に対する抗ウイルス薬の有効性に関してはまだ結論が得られていませんので、実臨床で抗ウイルス薬を投与するかどうかは、今後の臨床試験の結果も考慮しなければなりません。

9
治

療

表1　現在登録されている COVID-19 に対する主な臨床試験

介入薬	試　験　名	試験方法 （登録番号）	症例数
ロピナビル/リトナビル オセルタミビル ウミフェノビル	A Prospective, Randomized Controlled Clinical Study of Antiviral Therapy in the 2019-nCoV Pneumonia	オープンラベル ランダム化比較試験 （NCT04255017）	400
ロピナビル/リトナビル ASC09/リトナビル	Evaluating and Comparing the Safety and Efficiency of ASC09/Ritonavir and Lopinavir/Ritonavir for Novel Coronavirus Infection	多施設共同 オープンラベル ランダム化比較試験 （NCT04261907）	160
ロピナビル/リトナビル ウミフェノビル	The Efficacy of Lopinavir Plus Ritonavir and Arbidol Against Novel Coronavirus Infection (ELACOI)	オープンラベル ランダム化比較試験 （NCT04252885）	125
ロピナビル/リトナビル リバビリン インターフェロン（IFN）β-1b	Lopinavir/ Ritonavir, Ribavirin and IFN-beta Combination for nCoV Treatment	オープンラベル ランダム化比較試験 （NCT04276688）	70
レムデシビル プラセボ	Severe 2019-nCoV Remdesivir RCT	多施設共同 ランダム化二重盲検 （NCT04257656）	452
レムデシビル プラセボ	Mild/Moderate 2019-nCoV Remdesivir RCT	多施設共同 ランダム化二重盲検 （NCT04252664）	308

ASC09/リトナビル ロピナビル/リトナビル/IFN ウミフェノビル/IFN	A multicenter, randomized, open label, controlled trial for the efficacy and safety of ASC09/ Ritonavir compound tablets and Lopinavir/ Ritonavir (Kaletra) and Arbidol tablets in the treatment of novel coronavirus pneumonia (COVID-19)	オープンラベル (ChiCTR2000029759)	60
クロロキン ロピナビル/リトナビル	Efficacy of Chloroquine and Lopinavir/ Ritonavir in mild/ general novel coronavirus (CoVID-19) infections: a prospective, open-label, multicenter randomized controlled clinical study	多施設共同 オープンラベル ランダム化比較試験 (ChiCTR2000029741)	112
クロロキン プラセボ	A randomized, double-blind, parallel, controlled trial for comparison of phosphoric chloroquine combined with standard therapy and standard therapy in mild/common patients with novel coronavirus pneumonia (COVID-19)	プラセボ対照 ランダム化二重盲検 (ChiCTR2000030031)	120
IFNα ロピナビル/リトナビル/IFNα ファビピラビル/IFNα	Clinical study for safety and efficacy of Favipiravir in the treatment of novel coronavirus pneumonia (COVID-19)	非ランダム化比較試験 (ChiCTR2000029600)	90

9

治

療

抗菌薬

- 原則的に広域スペクトラムの抗菌薬の併用治療は推奨されませんが、細菌性肺炎の合併や COVID-19 肺炎後の 2 次的な細菌感染の診断となった場合は、早期に適切な抗菌薬の投与が望まれます。

- COVID-19 肺炎において、2 次的な細菌感染が否定できない場合、軽症患者であれば経口抗菌薬（アモキシシリン、アジスロマイシン、フルオロキノロンなど）、重症患者であれば広域スペクトラムの抗菌薬を用いたエンピリック治療が考慮されます。武漢の ICU 入室例の報告では、院内感染が 13.5% の患者にみられ（カルバペネム耐性 *Klebsiella pneumoniae* 血流感染、*Aspergillus flavus*、*Aspergillus fumigatus*、ESBL 産 生 *Klebsiella pneumoniae*、緑膿菌、*Serratia marcescens* による気道感染、*Candida albicans* による尿路感染）、94% の患者で抗菌薬が投与されています[1]。

副腎皮質ステロイド

• 副腎皮質ステロイドは SARS や MERS が流行した際に広く使用され [21, 22]、COVID-19 に対しても他の治療に加えて使用されています [23]。しかし、WHO の中間ガイダンスでは副腎皮質ステロイドの使用は推奨されていません [24]。

• SARS 患者では、ウイルスが排出された後も全身炎症反応が持続し [25~27]、肺病理所見では炎症反応だけでなくびまん性肺胞障害が惹起されることが報告されており [28]、抗炎症効果の面では副腎皮質ステロイド投与は効果が認められる可能性があります。

• 一方、SARS や MERS 患者への副腎皮質ステロイド投与は、死亡率の上昇やウイルスの排泄遅延、糖質コルチコイド作用による糖尿病や精神病合併の可能性が報告されています [21]。このため、COVID-19 に対しても副腎皮質ステロイド投与は現在のところ推奨されていません [24]。

9
治

療

73

酸素・呼吸補助療法

- 呼吸不全（PaO₂ 60 Torr 未満または SpO₂ 90% 未満）の場合には早急に酸素療法を開始します。呼吸不全の程度に応じて鼻カヌラやマスクで酸素投与を開始しますが、SpO₂ 93% 以上を保てない場合や呼吸数の著明な増加を認める場合は高流量式鼻カヌラ酸素療法（high-flow nasal cannula：HFNC）を検討します。一般的には流量を 30 〜 40 L/min、吸入気酸素濃度（FiO₂）を 50〜60% に設定して治療を開始し状態に合わせて設定を調整しますが、FiO₂ 70% 以上、流量 50 L/min 以上でも呼吸不全が進行する場合は人工呼吸器の使用を検討します[29]。

- ARDS に進展した 53 例を含む、計 109 例の CODIV-19 の報告では、28 例（25.7%）が HFNC 治療を受け、31 人（28.4%）が死亡し、78 人（71.6%）が生存退院しています[2]。

- 呼吸状態が悪化する場合は非侵襲的陽圧換気療法（non-invasive positive pressure ventilation：NPPV）が検討されますが、一部の報告では MERS 患者での NPPV は有効ではなかったと報告されています[29]。侵襲的陽圧換気（invasive

positive pressure ventilation：IPPV）は NPPV 不応例な
どで検討され、低一回換気量（4 ～ 6 mL/kg）、吸気プラトー
圧 30 cmH$_2$O 未満を目標とし、さらに適切な PEEP（呼気
終末陽圧）を設定します[29]。

- IPPV でも呼吸状態が保てない場合、専門施設における
  extracorporeal membrane oxygenation (ECMO) などの
  extracorporeal life support（体外生命維持装置）が検討
  されます。ECMO の導入の基準は、重症の ARDS 患者で
  lung injury score[30]（肺損傷スコア）3 点以上、pH 7.2 未
  満であることなどに加え、年齢や重症度、合併症、ARDS
  発症前の performance status なども考慮され、すべての
  ARDS 患者に適応とはなりません[29]。

- ICU に 入 室 し た COVID-19 肺 炎 52 例 の 中 で、33 例
  （63.5%）で HFNC、37 例（71%）で人工呼吸管理、6
  例 (11.5%) で ECMO による治療が行われており、死亡例
  の生存期間は ICU 入室から 1 ～ 2 週間と報告されています[1]。

- 日本救急医学会、日本集中治療医学会は学会会員の相談窓
  口として、ECMO を中心とした重症管理の助言を行う電話相

談窓口（日本 COVID19 対策 ECMOnet）を開設していま
す[31, 32]。

●参考文献

1) Yang X, Yu Y, Xu J, et al. Clinical course and outcomes of critically ill
   patients with SARS-CoV-2 pneumonia in Wuhan, China: a single-centered,
   retrospective, observational study. The Lancet. Respiratory medicine.
   2020;February 21.
2) Liu Y, Sun W, Li J, et al. Clinical features and progression of acute
   respiratory distress syndrome in coronavirus disease 2019. medRxiv
   preprint. 2020.
3) Lai ST. Treatment of severe acute respiratory syndrome. Eur J Clin
   Microbiol Infect Dis. 2005; 24(9): 583-591.
4) Chu CM, Cheng VCC, Hung IFN, et al. Role of lopinavir/ritonavir in the
   treatment of SARS: initial virological and clinical findings. Thorax. 2004;
   59(3): 252-256.
5) Chan KS, Lai ST, Chu CM, et al. Treatment of severe acute respiratory
   syndrome with lopinavir/ritonavir: a multicentre retrospective matched
   cohort study. Hong Kong Med J. 2003; 9(6): 399-406.
6) Jiang H DH, Wang Y, Liu Z, Sun WM. The possibility of using Lopinave/
   Litonawe (LPV/r) as treatment for novel coronavirus 2019-nCov
   pneumonia:a quick systematic review based on earlier coronavirus clinical
   studies. Zhonghua Jizhen Yixue Zazhi. 2020; 29(2): 182-6.
7) Jun C, Yun L, Xiuhong X, et al. Efficacies of lopinavir/ritonavir and abidol
   in the treatment of novel coronavirus pneumonia. Chin J Infect Dis. 2020;
   2020, 38(00): E008-E008.
8) Kim JY, Choe PG, Oh Y, et al. The First Case of 2019 Novel Coronavirus
   Pneumonia Imported into Korea from Wuhan, China: Implication for
   Infection Prevention and Control Measures. J Korean Med Sci. 2020; 35(5):
   e61.
9) Lim J, Jeon S, Shin HY, et al. Case of the Index Patient Who Caused
   Tertiary Transmission of COVID-19 Infection in Korea: the Application of
   Lopinavir/Ritonavir for the Treatment of COVID-19 Infected Pneumonia

9
治

療

Monitored by Quantitative RT-PCR. J Korean Med Sci. 2020; 35(6): e79-e79.

10) Sheahan TP, Sims AC, Leist SR, et al. Comparative therapeutic efficacy of remdesivir and combination lopinavir, ritonavir, and interferon beta against MERS-CoV. Nat Commun. 2020; 11(1): 222-222.

11) Wang M, Cao R, Zhang L, et al. Remdesivir and chloroquine effectively inhibit the recently emerged novel coronavirus (2019-nCoV) in vitro. Cell Res. 2020:10.1038/s41422-41020-40282-41420.

12) Holshue ML, DeBolt C, Lindquist S, et al. First Case of 2019 Novel Coronavirus in the United States. The New England journal of medicine. 2020:10.1056/NEJMoa2001191.

13) Wang Y, Fan G, Salam A, et al. Comparative effectiveness of combined favipiravir and oseltamivir therapy versus oseltamivir monotherapy in critically ill patients with influenza virus infection. J Infect Dis. 2019:jiz656.

14) 内閣官房新型インフルエンザ等対策室. 新型コロナウイルス感染症対策の基本方針 (令和 2 年 2 月 25 日新型コロナウイルス感染症対策本部決定). https://www.cas.go.jp/jp/influenza/kihonhousin.pdf.

15) Gao J, Tian Z, Yang X. Breakthrough: Chloroquine phosphate has shown apparent efficacy in treatment of COVID-19 associated pneumonia in clinical studies. Bioscience trends. 2020:10.5582/bst.2020.01047.

16) Shanping J. Expert consensus on chloroquine phosphate for the treatment of novel coronavirus pneumonia. Zhonghua Jie He He Hu Xi Za Zhi. 2020; 43(0): E019-E019.

17) Omrani AS, Saad MM, Baig K, et al. Ribavirin and interferon alfa-2a for severe Middle East respiratory syndrome coronavirus infection: a retrospective cohort study. Lancet Infect Dis. 2014; 14(11): 1090-1095.

18) Falzarano D, de Wit E, Rasmussen AL, et al. Treatment with interferon- α 2b and ribavirin improves outcome in MERS-CoV-infected rhesus macaques. Nat Med. 2013; 19(10): 1313-1317.

19) Chan JF-W, Yao Y, Yeung M-L, et al. Treatment With Lopinavir/Ritonavir or Interferon- β 1b Improves Outcome of MERS-CoV Infection in a Nonhuman Primate Model of Common Marmoset. J Infect Dis. 2015; 212(12): 1904-1913.

20) Maxmen A. More than 80 clinical trials launch to test coronavirus treatments. Nature. 2020; 578, 347-348.

21) Stockman LJ, Bellamy R, Garner P. SARS: systematic review of treatment effects. PLoS Med. 2006; 3(9): e343-e343.

22) Arabi YM, Mandourah Y, Al-Hameed F, et al. Corticosteroid Therapy for Critically Ill Patients with Middle East Respiratory Syndrome. American journal of respiratory and critical care medicine. 2018; 197(6): 757-767.

23) Huang C, Wang Y, Li X, et al. Clinical features of patients infected with 2019 novel coronavirus in Wuhan, China. Lancet. 2020; 395(10223): 497-506.

24) Organization WH. Clinical management of severe acute respiratory infection when novel coronavirus (2019-nCoV) infection is suspected. Interim guidance. 2020; 28 January.

25) Tang NL-S, Chan PK-S, Wong C-K, et al. Early enhanced expression of interferon-inducible protein-10 (CXCL-10) and other chemokines predicts adverse outcome in severe acute respiratory syndrome. Clin Chem. 2005; 51(12): 2333-2340.

26) Peiris JSM, Chu CM, Cheng VCC, et al. Clinical progression and viral load in a community outbreak of coronavirus-associated SARS pneumonia: a prospective study. Lancet. 2003; 361(9371): 1767-1772.

27) Beijing Group of National Research Project for S. Dynamic changes in blood cytokine levels as clinical indicators in severe acute respiratory syndrome. Chin Med J (Engl). 2003; 116(9): 1283-1287.

28) Arabi YM, Balkhy HH, Hayden FG, et al. Middle East Respiratory Syndrome. The New England journal of medicine. 2017; 376(6): 584-594.

29) Jin YH, Cai L, Cheng ZS, et al. A rapid advice guideline for the diagnosis and treatment of 2019 novel coronavirus (2019-nCoV) infected pneumonia (standard version). Mil Med Res. 2020; 7(1): 4.

30) Murray JF, Matthay MA, Luce JM, Flick MR. An expanded definition of the adult respiratory distress syndrome. Am Rev Respir Dis. 1988; 138(3): 720-723.

31) 一般社団法人日本救急医学会．ECMO 相談窓口の開設について．https://www.jaam.jp/info/2020/info-20200218.html.（参照 2020-02-29）.

32) 一般社団法人日本集中治療医学会．ECMO 相談窓口の開設について．https://www.jsicm.org/news/news200217-2.html. （参照 2020-02-29）.

10 予　後

POINT

● **COVID-19 の致死率は現在 2〜3％ と報告されています。今後の医療体制および症例の集積により更新される可能性が考えられます。**

● **高齢者や合併症を有する患者では重症化や死亡のリスクが高いと報告されています。**

- COVID-19 による入院患者の致死率について、これまでに報告された 4 つの主要文献と WHO の統計結果を**表 1**（次頁）にまとめました[1〜5]。新規報告された文献の入院患者致死率は、当初の報告と比較して低下しています。その原因としては、症例の集積より比較的軽症の感染者も含まれるようになったためと考えられます。2 月 19 日時点、WHO の報告では COVID-19 による全体の致死率は 2〜3％ と報告されていますが[5]、中国圏内と中国以外の致死率に乖離があり（2.5% vs 0.3%）[5]、中国内部でも湖北省の致死率が高い

ことが示されています [5]。致死率の高い地域では短期間で患者数が急増し医療資源が不足したため、重症例のみを診断し治療を行ったことが致死率の上昇に寄与した可能性があります。その他、COVID-19 の致死率は以下の要素でも変動する可能性が考えられます。

① SARS-CoV-2 感染者のうち、治癒して退院した患者は現時点でわずか 10% 以下であるため、今後時間の経過とともに致死率が変動する可能性があります [1~4]。

② 診断に至らなかった軽症や無症状の感染者も潜在している可能性が考えられるため、未診断患者を含めると致死率は低くなる可能性があります [6]。

表 1 致死率と重症化率のまとめ（文献 1〜4 より作成）

	Huang et al [1] 2020/01/02	Chen et al [2] 2020/01/20	Wang et al [3] 2020/01/28	Wu et al [4] 2020/02/24	WHO [4] 2020/02/19	WHO [4] 2020/02/19
症例数	41	99	138	44672	74280	924
発生地	武漢	武漢	武漢	中国全土	中国全土	中国外
重症化率（%）	29	17	20	重症13.8 重篤 4.7	–	–
致死率（%）	15	11	4.3	2.3	2.5	0.3

- COVID-19 は高齢者や合併症（特に心血管・脳血管疾患、糖尿病、免疫不全）を有する患者では重症化のリスクが高いことが予想されます[1~4,7]。また、重症化のリスクについては以下の報告があります。

① 中国からの報告では、合併症の中でも担癌患者の重症化リスクは非癌患者より高く（ハザード比 3.56, 95%信頼区間 1.65~7.69）、担癌患者のうちでも1か月以内に化学療法や手術を受けた患者は重症化率が高いことが示されました[7]。

② 一部の報告では SARS-CoV-2 による免疫反応は T 細胞の消費に関与しており、診断時のリンパ球低下は重症化リスクと関連している可能性が考えられています[2]。

③ Huang らの報告[1]では男性が COVID-19 の重症化リスク因子の1つであると考えられていましたが、一部の報告では否定的な結果が示されています[3]。COVID-19 が武漢で発見された時期の感染者の多くは生鮮市場接触者であり、男性労働者が多く含まれたことが交絡因子となった可能性が考えられました[3]。

④ 一般のウイルス性肺炎の予後予測に有用とされているリスク評価スコア（MuIBSTA score*）は COVID-19 の重症化リスクと合致している点が多いため、COVID-19

10
予
後

においてもその有用性が示唆されています [1~2]。

⑤ COVID-19 と確定診断された 44672 人を解析した中国からの報告 [4] では、全体の致死率は 2.3%、80 歳以上の致死率は 14.8%、70 〜 79 歳の致死率は 8.0% 、重篤患者（全体の 4.7%）の致死率は 49% でした。高齢、重症患者の予後が悪いことが示唆されました。

＊ 多発浸潤影、リンパ球低下、細菌の二次感染、喫煙歴、高血圧、年齢の6項目を用いたリスク評価スコア [8]

・ COVID-19 と SARS、MERS、インフルエンザの致死率を表2に示します。COVID-19 の致死率は SARS（約 10%）[9, 10]、MERS（約 35%）[11, 12] よりも低く、季節性インフルエンザ（0.1%）より高いと報告されています。一方、1918 年のスペインインフルエンザ（スペインかぜ）の大流行時は今回の COVID-19 に近い致死率（2.5~5%）が報告されています [13~16]。

表2 SARS-CoV-2、MERS-CoV、SARS-CoV、インフルエンザの致死率の比較（文献6より抜粋。一部改変）

	COVID-19	SARS	MERS	インフルエンザ（H1N1）	スペインかぜ（1918）
致死率（％）	2.9	10	37	0.1	2.5～5
重症化率（％）	9.8	14～20	80	-	-

●参考文献

1）Huang C Wang, Y Li X et al. Clinical features of patients infected with 2019 novel coronavirus in Wuhan, China. Lancet. 2020;（published online Jan 24）

2）Chen N, Zhou M et al. Epidemiological and clinical characteristics of 99 cases of 2019 novel coronavirus pneumonia in Wuhan, China: a descriptive study. Lancet. 2020 Feb15; 395 (10223): 507-513. doi: 10.1016/S0140-6736 (20) 30211-7. Epub 2020 Jan 30.

3）Dawei Wang, Bo Hu et al. Clinical Characteristics of 138 Hospitalized Patients With 2019 Novel Coronavirus–Infected Pneumonia in Wuhan, China. JAMA. Published online February 7, 2020.

4）Zunyou Wu, Jennifer M et al. Characteristics of and Important Lessons From the Coronavirus Disease 2019 (COVID-19) Outbreak in China. Summary of a Report of 72314 Cases From the Chinese Center for Disease Control and Prevention JAMA. Published online February 24, 2020.

5）World Health Organization. Novel coronavirus (2019-nCoV): situation report-29 Accessed February 19. 2020.

6) Chen Wang, Peter W Horby et al. A novel coronavirus outbreak of global health concern Lancet. 2020 Feb 15; 395（10223）: 470-473. doi: 10.1016/S0140-6736（20）30185-9. Epub 2020 Jan 24.

7) Wenhua Liang, Weijie Guan et al. Cancer patients in SARS-CoV-2 infection: a nationwide analysis in China The Lancet Oncology Pub Date : 2020-02-14 DOI: 10.1016/s1470-2045（20）30096-6.

8) Guo L, Zhang X et al. Clinical features predicting mortality risk in patients with viral pneumonia: the MuLBSTA score. Front Microbiol 2019; 10: 2752

9) Leung GM, Hedley AJ et al. The epidemiology of severe acute respiratory syndrome in the 2003 Hong Kong epidemic: an analysis of all 1755 patients. Ann Intern Med. 2004; 141: 662-673.

10) WHO Summary of probable SARS cases with onset of illness from 1 November 2002 to 31 July 2003. Geneva: World Health Organization. Date: 2004.

11) WHO Middle East respiratory syndrome coronavirus（MERS-CoV）. Geneva: World Health Organization. Date: 2020.

12) Assiri A, Al-Tawfiq JA et al. Epidemiological, demographic, and clinical characteristics of 47 cases of Middle East respiratory syndrome coronavirus disease from Saudi Arabia: a descriptive study. Lancet Infect Dis. 2013; 13: 752-761.

13) Burnet, F, Clark, E et al. Influenza: A survey of the Last 50 Years in the Loght of Modern Work on the Virus of Epidemic Influenza, MacMillan, Melbourne, Australia, 1942.

14) Frost, W.H. Statistics of Influenza Morbidity, Public Health Rep. 1920; 35: 584-97, 1920.

15) Johnson, N, Mueller, J. Updating the Accounts: Global Mortatility of the 1918-1920 Spanish Influenza Pandemic, Bulletin of the History of Medicine 76, 2002.

16) Taubenberger, J.K. Morens, D.M. 1918 Influenza: the Mother of All Pandemics, Centers for Disease Control and Prevention, Emerging Infectious Diseases Vol.12, No.1, 2006.

10
予

後

11 予防と対策

POINT

● 標準予防策の遵守と、発熱や呼吸器症状を呈する患者のスクリーニングが重要です。

● COVID-19 の対応では、標準予防策および接触・飛沫感染対策が原則として推奨されています。

● 気管挿管や吸引処置などのエアロゾルが発生する処置では空気感染対策を追加します。

• 中国における COVID-19 患者 138 名を解析した報告では、全体の 41% が院内伝播による感染と考えられており[1]、感染対策は非常に重要です。

• 感染予防策には標準予防策、接触感染対策、飛沫感染対策、空気感染対策があり、対象微生物によって使い分けがなされます（表 1）[2]。SARS-CoV-2 の感染様式は接触感染と飛沫感染が主ですが、気管挿管や人工呼吸器装着時に空気感

染対策を起こしうるとされており（「4　感染経路・感染力」
参照）、これらの知見に基づいていくつかの団体から感染対
策の推奨が提示されています。ここでは日本[3~5]、世界保健
機関（WHO）[6]、米国疾病予防管理センター（Centers for
Disease Control and Prevention：CDC）[7] の推奨を元に
解説します。

表1　感染予防策の種類と主な内容（文献2より抜粋。一部改変）

	対象の例	主な内容
標準予防策	全ての患者	手指衛生の遵守 適切な個人防護具の着用 咳エチケット 器具やリネンの処理・清掃
接触感染対策	薬剤耐性菌 ノロウイルス 腸管出血性大腸菌	原則として個室管理 患者や患者周辺環境への接触時は手袋・ガウンを着用 血圧計や聴診器、体温計は原則として患者専用
飛沫感染対策	インフルエンザ 風　疹 髄膜炎菌	原則として個室管理 患者の1m以内に入るときはマスクを着用 患者の病室外移動時はサージカルマスクを着用
空気感染対策	結　核 麻　疹 水　痘	陰圧室での管理（少なくとも1時間に6～12回の換気） N95マスクの着用 患者の病室外移動はサージカルマスクを着用し最小限に留める

COVID-19 の確定 / 疑いと判明する前の対応

• 感染経路が不明の症例が日本でも報告されており、「外来を受診した患者が実は COVID-19 だった」ということはどの医療機関でも起こり得ます。しかし、どの患者が COVID-19 疑いなのかは、問診や診察・検査を行うまではわかりません。また、症状の乏しい場合でも COVID-19 の潜伏期間や SARS-CoV-2 の無症候性キャリアの可能性があり、そういった患者からの感染伝播の可能性が報告されています[8]。そのため、全ての患者に対して「全ての人の血液、(汗を除く)体液・分泌物・排泄物、粘膜、傷のある皮膚は感染の可能性があるとみなして対応する」標準予防策[1]を行うことが重要です。

• 標準予防策の推奨項目のうち、COVID-19 の対策として特に重要なのが、①適切な手指衛生、②個人防護具(Personal Protective Equipment: PPE)の適切な着脱、③呼吸器衛生 / 咳エチケットです[2~6]。

　①手指衛生：WHO の提唱する 5 つのタイミング(患者に触れる前 , 清潔 / 無菌操作の前 , 体液に曝露された可能性のある場合 , 患者に触れた後 , 患者周辺物品に触れた後)[5]での手指衛生を遵守します。手に明らかな汚染がなければアルコール製剤、汚染があれば流水と石鹸

11

予防と対策

を用います。

② PPE の適切な着脱：体液を曝露しないように、マスクや手袋、ガウンなどを患者の症状に合わせて着脱します。PPE を脱ぐ時に汚染が生じやすいという報告があり[9]、順序（手袋→手指衛生→ゴーグル / フェイスシールド→ガウン→マスク→手指衛生）を含めて適切に着脱できるようにトレーニングが重要です。また、結膜を介しての感染も報告されており[10]、汚染された手袋や手で目や顔を触らないように注意します。

③咳エチケット：咳嗽時にはティッシュまたは自身の肘で鼻や口を抑えることや、サージカルマスクを着用します。呼吸器分泌物に接触した後は手指衛生を行います。

• 発熱や呼吸器症状のある患者には、ポスターなどの掲示により、咳エチケット、手指衛生を促し、また医療従事者に発熱や呼吸器症状があることを伝えるように周知します。医療従事者は、発熱・呼吸器症状がある患者が来院した場合、換気のよい場所で他の患者と一定の距離（米国 CDC の推奨では 2 ｍ以上）を保って待機できるように配慮します。感染リスクのある患者が来院することが事前にわかっている場合には、導線を他の患者と分けて接触の可能性を減らすことが望

ましいとされています[3)]。

COVID-19 の確定 / 疑いと判明してからの対応

- COVID-19 の感染確定もしくは疑い例に対しては、標準予防策は遵守の上で、以下の対策を追加します[3~7)]。

- 感染予防策：日本[5)]や WHO[6)]では、標準予防策に加え、飛沫感染対策および接触感染対策として、入室時のサージカルマスク、長袖ガウン、手袋、ゴーグル / フェイスシールドの着用を推奨しています（図1：長靴やカバーオールタイ

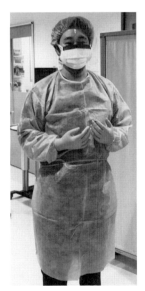

プの防護衣は日常診療では必要はないとされています[6)]）。吸引処置や気管挿管、呼吸器検体採取などのエアロゾルが発生しやすい状況では長袖ガウン、手袋、ゴーグル / フェイスシールドに加えて N95 マスクを装着します（大量のエアロゾルを浴びた場合に備え、長袖ガウンが防水でな

図1　エアロゾルが発生しない場合の
　　　感染対策の一例

い場合は防水エプロンの重ね着が推奨されます[6]）。N95 マスクは事前のフィットテストと着用時のシールチェックにより、正しく着用できていることを確認します。診察室や入院病床は原則として個室とし、陰圧での対応もしくは十分な換気を行います。患者が複数発生して個室を確保できない場合は、患者のコホーティング＝「感染患者をグループとしてまとめ、領域全体を周囲から区別する管理法」を行います。

　一方で、米国CDC[7]は、標準予防策・飛沫感染対策・接触感染対策に加えてルーチンで空気感染対策を行い、患者を陰圧個室で管理するように推奨しています。

- その他の推奨：以下の項目が挙げられます。これらについてはWHOや米国CDCなどの団体によって記載の仕方がしばしば異なりますが、内容は概ね共通しています。

　①患者病室への入室者は医療従事者・見舞い客を問わず記録する。

　②患者病室への不要な入室を避ける（曝露リスクを下げるため。可能であれば対応する医療従事者を限定する）。

　③備品・医療機器は単回使用、もしくは当該患者専用にする。もし他の患者にも使用する必要がある場合は、十分な清掃・消毒を行う（70% エチルアルコールなどを用いる[6]）。

④患者の移動は医学的に必要な場合に限定する（移動する場合は、患者はサージカルマスクを装着し、医療従事者は手指衛生および適切な PPE 装着を遵守する [3, 6]）。

＊COVID-19 肺炎の疑い症例での CT 撮影時の感染対策について、日本放射線科専門医会・医会から手袋やガウンの着脱や手指衛生のタイミングなど、感染対策の具体例が紹介されています [11]。

⑤環境清掃は通常用いられている薬剤（アルコールや次亜塩素酸ナトリウム）を用いて行う（エアロゾルが発生するような処置の後は特に速やかに行う [7]）。

＊環境清掃時にも手袋、サージカルマスク、ガウン、フェイスシールドまたはゴーグルの着用が推奨されています [3]。

⑥衣類や食器、医療廃棄物は通常通りの対応を行う。

⑦診療した医療従事者の PPE の着用状況およびその後の健康状況について把握する [3]。

＊米国 CDC では、COVID-19 患者に曝露した可能性のある医療従事者について、5 つの要素（曝露時間・患者の症状の有無・患者のサージカルマスク着用の有無・医療従事者の PPE の着用状況・エアロゾルが発生する処置の有無）に基づいて曝露を高リスク・

中リスク・低リスクに分類し、それぞれに応じた健康状況のモニタリングの方法および就業制限の有無を定めています[7]。

• 重症患者診療時の感染予防策：原則は変わりませんが、侵襲的な処置の頻度が増えるため、エアロゾルの発生により注意する必要があります。具体的な推奨はまだあまり提示されていませんが、例としてカナダ[12]や香港[13]の医療機関からの報告では、適切な空気感染対策がなされていない状況では、非侵襲的陽圧換気（NPPV）や高流量式鼻カヌラ酸素療法（HFNC），気管挿管時のバッグマスク換気を可能な限り避けるなどの対応がとられているとのことです。

• 接触・飛沫感染対策の終了時期：WHO は、「患者が無症状になるまでは接触・飛沫感染対策を続け、その後は標準予防策を遵守する（感染様式についての情報が完全には明らかでないため、現時点では追加の感染対策の必要性は定められない）」としています。一方で、米国 CDC は、終了時期は COVID-19 に関連した症状の有無や症状改善からの時間、各種検査所見、個室管理終了後の対応（帰宅可能かどうかなど）によるとしながらも、「臨床的な改善後にどの程度ウイ

ルス排泄が続くかの情報が得られるまでは、個々の症例ごと
に保健機関との相談が望ましい」としています。

●参考文献

1）Wang D, Hu B, Hu C, et al. Clinical Characteristics of 138 Hospitalized
　 Patients With 2019 Novel Coronavirus-Infected Pneumonia in Wuhan,
　 China. JAMA 2020. [Online ahead of print].
2）Siegel JD, Rhinehart E, Jackson M, et al. 2007 Guideline for isolation
　 precautions: preventing transmission of infectious agents in health
　 care settings. Am J Infect Control 2007; 35: S65-164.
3）日本環境感染学会."医療機関における新型コロナウイルス感染症への対応
　 ガイド（第1版）". http://www.kankyokansen.org/uploads/uploads/files/
　 jsipc/COVID-19_taioguide1.pdf（参照：2020-02-29）.
4）国立感染症研究所・国立国際研究センター国際感染症センター."新型コロ
　 ナウイルス感染症に対する感染管理". https://www.niid.go.jp/niid/images/
　 epi/corona/2019nCoV-01-200221.pdf（参照：2020-02-29）.
5）日本感染症学会・日本環境感染学会."新型コロナウイルス感染症（COVID-
　 19）—水際対策から感染蔓延期に向けて—（2020年2月21日現在）".
　 http://www.kankyokansen.org/uploads/uploads/files/jsipc/covid19_
　 mizugiwa_200221.pdf（参照：2020-02-29）.
6）World Health Organization. "Infection prevention and control during
　 health care when novel coronavirus（nCoV）infection is suspected".
　 https://www.who.int/publications-detail/infection-prevention-and-control-
　 during-health-care-when-novel-coronavirus-（ncov）-infection-is-
　 suspected-20200125（参照：2020-02-29）.

7）United States Center for Disease Control and Prevention. "Coronavirus
　 Disease 2019（COVID-19）. Information for Healthcare Professionals".
　 https://www.cdc.gov/coronavirus/2019-ncov/hcp/index.html（参照：2020-

02-29）.

8) Bai Y, Yao L, Wei T, et al. Presumed Asymptomatic Carrier Transmission of COVID-19. JAMA. Published online February 21, 2020. doi:10.1001/jama.2020.2565.

9) Tomas ME, Kundrapu S, Thota P, et al. Contamination of Health Care Personnel During Removal of Personal Protective Equipment. JAMA Intern Med. 2015; 175: 1904-10.

10) Chang, Xu H, Rebaza A, et al. Protecting health-care workers from subclinical coronavirus infection. Lancet Respir Med. 2020; 20: 30066-67. [Epub ahead of print].

11) 日本放射線科専門医会・医会. "新型コロナウイルス肺炎疑い症例での CT 撮像時の感染対策紹介". http://jcr.or.jp/2020/02/22/01/?fbclid=IwAR1XTulEoE3T05FYdkM6B7xv8OsMAiav4rSCOJIry7saxOkS2XEZIhXZj44（参照 : 2020-02-29）.

12) Wax RS, Christian MD. Practical recommendations for critical care and anesthesiology teams caring for novel coronavirus（2019-nCoV）patients. Can J Anaesth. 2020. doi: 10.1007/s12630-020-01591-x. [Epub ahead of print].

13) Jonathan Chun-Hei Cheung, Lap Tin Ho, Justin Vincent Cheng, et al. Staff safety during emergency airway management for COVID-19 in Hong Kong. Lancet Respir Med. 2020; 20: 30084-89. [Epub ahead of print].

おわりに

　2019年12月に中国湖北省武漢市で発生した新型コロナウイルス感染症（COVID-19）は中国だけではなく世界各地へと広がりました。本邦も例外ではなく、COVID-19による患者数は増加の一途を辿っています。この度上梓となった本書は2020年2月末日までの報告の暫定のまとめです。各章で述べましたように、本書は現時点で入手可能な科学的事実のみを記載しました。新規の感染症が本邦のみならず世界中で広がった際には、当然ながら人間は大変な不安を感じるものです。それは持病を持つ方や高齢の方、小さなお子さんをもつ親御さんのみならず、すべての人が同じ思いとなります。しかしながら、いたずらに怯えるのではなく、科学的事実を医療従事者のみならず多くの皆様に広くわかりやすく解説することは、私たち医療の最前線で働いている者の責務であると思います。科学的事実や今わかっていることはどういうことなのかをきちんと整理し情報発信することは、新たな病気に立ち向かっていくために必要であると私たちは考えました。

　もちろん、本書が上梓された後に、治療薬やワクチンなどが開発されCOVID-19の対策・対応が変わる可能性は十分に考えられます。さらには、現時点でCOVID-19が季節性インフルエンザウイルス感染症のように毎年流行するのかということや、SARS-CoV-2が再感染するのかも不明であります。そして

私たち医師は、COVID-19 に対応することはもちろん必要ですが、COVID-19 以外の患者さん、例えば呼吸器内科であれば肺がん、気管支喘息、COPD、間質性肺炎などの病気を持つ患者さんにもこれまでと同じ医療を提供していかなければなりません。COVID-19 の対応によって、他の病気を持つ患者さんが不利益を被ることは避けなければなりません。また、今後も新規感染症が発生する可能性も十二分に考えられ、注意が必要であります。

　本書は構想から着想、出版までの時間が非常に短く、お読み頂いた方々に十分な情報提供ができたかは心配ではあります。しかしながら、医療の現場で実際に患者さんを診療しながらどのように COVID-19 に対応していくのが良いのか、本邦の医療従事者は現場で日々同じ思いで診療しているものと思います。そのような方々に少しでも本書がお役に立てたのなら幸いです。

2020 年 3 月

出雲　雄大

※本書の内容はいずれも 2020 年 2 月末時点のものです。適宜、最新情報をご確認ください。

呼吸器内科医が解説！

新型コロナウイルス感染症—COVID-19— 価格はカバーに表示してあります

2020 年 3 月 11 日　第一版 第 1 刷 発行
2020 年 4 月 7 日　第一版 第 2 刷 発行
2020 年 4 月 21 日　第一版 第 3 刷 発行

監修・編集　粟野　暢康，出雲　雄大 ©

発行人　古屋敷　信一

発行所　株式会社 医療科学社

〒 113-0033　東京都文京区本郷 3 − 11 − 9

TEL 03（3818）9821　　FAX 03（3818）9371

ホームページ　http://www.iryokagaku.co.jp

郵便振替　00170-7-656570

ISBN978-4-86003-120-6　　　　（乱丁・落丁はお取り替えいたします）